고지혈증, 약을 끊고 근본 치료하라

고지혈증, 약을 끊고 근본 치료하라

한의학 박사 선재광 지음

전나무숲

고지혈증, 약물부작용으로
고생하지 않을 방법 있습니다

　한 해 동안 혈관 질환으로 사망하는 사람들이 전 세계적으로 무려 1,870만 명에 달합니다. 매일 5만 명이 넘는 엄청나게 많은 사람들이 혈관 문제로 결국 사망에 이른다는 말입니다. 혈관 질환은 안타깝게도 국가와 인종을 가리지 않고 계속 증가하고 있습니다.

　'매해 1,870만 명'이 얼마나 큰 수인지는 2019년 말부터 약 3년간 이어졌던 코로나19로 인한 사망자 수와 비교하면 알 수 있습니다. 2022년 10월 현재 전 세계 660만 명이 코로나로 사망했습니다. 그런데 이보다 3배나 많은 수가 매년 혈관 질환으로 사망하는 것입니다. 즉 '인류의 공적 1호'는 혈관 질환이라고 해도 이상하지 않으며, 개인의 삶에서도 가장 경계해야 할 질병이 혈관 질환이라는 사실은 부정할 수 없는 사실이 되었습니다.

4~5명 중 1명이 고지혈증 환자

　자살을 제외한 한국인의 주요 사망 원인은 '암 – 심장질환 – 폐렴 – 뇌혈관질환 – 당뇨병' 순입니다. 폐렴은 대체로 세균, 바이러스 등으로 발병하기 때문에 만성질환이라고 보기는 어렵습니다. 따라서 폐렴을 제외하면 주요 사망 원인은 혈관 질환으로 모아집니다. 혈관 건강과 별 관련이 없어 보이는 암과 당뇨병도 예외는 아닙니다. 암 발병에는 여러 가지 이유가 있지만, 혈액과 혈관이 건강하지 못할 경우 면역세포가 활동하지 못해 생기기도 하고, 당뇨병 역시 혈액 및 혈관 건강과 밀접한 관련이 있습니다.

대표적인 혈관 질환 중에 고지혈증(이상지질혈증)이 있습니다. 우리나라의 경우 고지혈증 환자는 무려 1,100만 명에 이릅니다. 거리에 지나다니는 4~5명 중에서 1명이 고지혈증이라는 무시무시한 이야기입니다. 나이가 젊다고 해서 고지혈증에서 결코 자유롭지 않습니다. 30대가 되면 40%가 넘는 사람들이 고지혈증에 노출되기 시작하고, 남성의 40~50%가 고지혈증 환자가 됩니다. 여성 환자는 남성 환자의 비율보다 좀 더 높게 나타납니다. 하지만 이들 중 40%가 자신이 고지혈증이라는 사실을 알지 못한 채 살아가고 있습니다.

고지혈증은 심혈관질환으로 이어져 돌연사의 원인이 될 수 있으니 반드시 신경 써야 합니다. 이를 예방하는 가장 효율적인 방법은 혈액과 혈관 건강을 되찾고 고지혈증을 이겨내는 습관을 실천하는 것입니다. 세상에 존재하는 모든 질병에는 원인이 있습니다. 그 원인을 제거하면 증상이 완화되고 결과적으로 질병이 치료되기 마련입니다. 고지혈증도 마찬가지로, 반드시 원인이 있을 것이고 그 원인을 제거하면 회복됩니다. 배가 고프면 식사를 하고 졸리면 자면 되듯, 질병 역시 발병의 원인을 제거하면 몸은 원래대로 돌아옵니다. 이것이 상식이며 자연의 순리입니다.

하지만 세상은 순리대로만 돌아가지 않습니다. 언제 어디서든 매우 비상식적인 일이 끼어들 수 있기 때문입니다. 질병의 근본 원인을 제거하기도 전에 약물로 증상을 완화하는 것이 그 예입니다. 약물로 증상만 완화하면 우리는 완전히 치료가 되지 않았음에도 치료가 되었다고 착각하게 됩니다.

근본 치료를 외면하는 의료계와 제약사

국내의 한 제약사 홈페이지에 '이상지질혈증약을 먹지 않고도 치료할 수 있나요?'라는 질문이 올라왔습니다. 이 질문에 대해 한 대형 종합병원 심장 전문의가 이렇게 답을 달았습니다.

약을 먹지 않고도 이상지질혈증(고지혈증)을 치료할 수는 있지만 결코 쉽지 않습니다. 이상지질혈증이 발병하는 원인은 불규칙한 식습관과 운동 부족입니다. 뼈를 깎는 노력을 통해서 식습관을 개선하고 운동을 꾸준히 한다면 약 없이도 혈중 콜레스테롤과 중성지방을 관리할 수 있지만, 하루아침에 생활습관을 바꾸는 일이 쉽지 않기 때문에 결국 약물치료를 병행하는 경우가 상당히 많습니다.

이 말을 찬찬히 뜯어보면 논리적으로 모순이 있습니다. 예를 들어 40대의 어떤 사람이 건강을 위해 비만에서 탈출하고 싶어 병원을 찾았습니다. 그런데 의사가 "뼈를 깎는 노력을 하면 되겠지만, 하루아침에 생활습관을 바꾸기가 힘들기 때문에 다이어트 약물을 병행해야 합니다"라고 말한다면 어떨까요? 또는 고혈압으로 고생하는 어르신에게 "운동하고 식습관을 바꾸면 약 없이 고혈압을 극복할 수 있지만 하루아침에 식습관을 바꾸기 힘들기 때문에 혈압약을 병행해야 합니다"라고 말하면 어떨까요?

언뜻 환자를 배려하는 것처럼 들리겠지만, 이는 근본 원인을 해결하기보다 오히려 질병 치료를 지연시키는 행위입니다. 질병에서 벗어나기 위해 뼈를 깎는 노력을 하든 하루아침에 습관을 바꾸든 정확한 치료법을 알려주고 그것을 실천할 수 있도록 환자를 도와야 하는데, 정확한 치료법은 외면한 채 약물 처방으로 증상 억제만 하기 때문입니다.

그런데 약 없이 고지혈증을 이겨내는 방법이 '뼈를 깎을 정도의 노력'을 필요로 하는 일도 아니고, 굳이 하루아침에 식습관을 바꿀 필요도 없다면 어떨까요? 식습관을 하나하나 바꿔나가고, 하루에 30분 정도 운동을 하고, 술을 줄이고, 담배를 끊는 정도의 노력만 해도 고지혈증에서 벗어날 수 있다면요? 이런 일은 건강에 관심이 있고 오래 살고 싶은 사람이라면 누구든 실천할 수 있습니다. 습관을 바꾸겠다고 결심을 했는데도 의사가 고지혈증약을 권한다면 그것은 '약을 팔겠다'는 의도가 있다고 생각하지 않을 수 없습니다.

이러한 해석을 '약물 복용을 너무 나쁘게만 보는 건 아닌가?'라고 반문할 수도 있겠지만, 고지혈증약의 제조 역사를 본다면 약을 끊어야 한다는 해석이 이

해가 될 것입니다. **고지혈증약의 개발과 전 세계적인 판매 규모에 대해서는 이미 의료계에서 '가장 거대한 사기극'이라고 평가했으며**, 고지혈증약을 만드는 미국 제약사들은 엄청난 경제적 이익을 얻고 있습니다. 그들을 두고 고지혈증약의 주요 성분명인 '스타틴'을 따서 '스타틴 제국'이라고 부를 정도입니다. 심지어 미국에서는 스타틴 계열의 약물을 만드는 제약사들은 병원과 의사에게 대규모로 돈을 뿌린 사실이 적발되어 법적인 처벌을 받기도 했습니다.

이러한 제약사의 리베이트 문제는 오늘날 한국에서도 버젓이 일어나고 있습니다. 2021년 3월, Y제약사는 불법 리베이트 등 '의약품 등의 판매 질서 위반'으로 판매 업무 정지 처분을 받았습니다. 전국 1,000개의 의료기관에서 일하는 의사들을 대상으로 현금, 골프채 등 45억 원 규모의 리베이트를 뿌리다가 적발됐기 때문입니다.

제약사들이 엄청난 탐욕을 부리더라도 약물의 치료 효과가 확실하다면 필자가 이렇게까지 약물 복용을 경계하지는 않을 것입니다. 그런데 스타틴 계열의 약물은 근본 원인을 치료하지 못하는 데다 약물부작용 사례가 수없이 많고, 심지어 스타틴 계열의 약물을 복용하지 않는 사람보다 복용한 사람의 사망률이 더 높다는 연구 결과도 있습니다.

무해한 무병장수의 길로 나아가자

필자는 지난 몇 년간 일부 만성질환에 대한 서양의학의 견해를 반박하면서 한의학적 처방을 제시해왔습니다. 《고혈압 치료, 나는 혈압약을 믿지 않는다》,

《당뇨병 치료, 당뇨약에 기대지 마라》가 대표적입니다. 이 책들은 많은 환자에게 큰 호응과 반향을 일으키면서 화제가 되었습니다. 방송가에서도 주목받아 그 내용이 인용되었고, 필자는 각종 건강 프로그램의 패널로도 활약했습니다. 그 영향인지 이제 많은 만성질환 환자들이 더 이상 서양의학적 치료에만 의존하지 않고, 자신의 몸을 생각하는 더 나은 치료법을 추구하고 있습니다.

필자는 고혈압과 당뇨병에 이어 고지혈증에 관한 한의학적 처방을 제시하는 본서를 출간하게 됐습니다. 그 배경은, 이미 너무 많은 사람들이 고지혈증 진단을 받고 있는 것은 물론, 너무 많은 사람들이 약물에만 의지할 뿐 근본적인 치료법을 도외시하고 있다는 것입니다. 의사들은 고지혈증약 역시 혈압약과 마찬가지로 '평생' 복용해야 한다고 말하지만, 한의학적 치료와 증상 완화법을 실천하면 약물을 평생 복용할 필요가 없고, 자신의 의지에 따라 얼마든지 건강한 몸으로 되돌아갈 수 있습니다. 게다가 한의학적 치료법은 부작용이 거의 없으며, 면역력을 증진시키고, 장기의 균형을 도모해서 단지 고지혈증에서만 벗어나는 것이 아니라 무병장수를 위한 건강의 기초를 갖추는 데 큰 도움을 줍니다.

한의학의 관점에서 보면, 고지혈증의 위험 수치에 들었다고 해서 두려워하거나 공포에 떨 필요가 없고, 평생 힘겹게 약물을 먹어가며 관리해야 할 필요도 없습니다. 자신의 의지와 타고난 면역력으로 얼마든지 이겨낼 수 있습니다. 이 책이 국내 1,100만 고지혈증 환자들에게 새로운 희망이 될 수 있기를 바랍니다.

_ 선재광

차 례

PART 2 **고지혈증 치료제 '스타틴'의 두 얼굴**

PART 3 고지혈증, 근본 원인 제거법

PART 4 **생활습관의 변화로 되찾는 건강**

부록 고지혈증에 효과 있는 36가지 약재와 처방

PART 1

콜레스테롤에 대한
오해와 진실

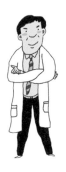

인체에 꼭 필요한 물질 중에서
가장 많은 편견과 오해에 시달리는 것이 콜레스테롤이다.
일단 그 자체가 '몸에 좋지 않은 것', '최대한 적게 먹어야 하는 것'으로
취급받고 있지만 실상은 그렇지 않다.
콜레스테롤이 없으면 인체는 생명을 유지할 수 없기 때문이다.
'좋은 콜레스테롤'과 '나쁜 콜레스테롤'로 구분하지만
이것은 HDL과 LDL의 역할과 기능에 대한 표현일 뿐,
둘 중 하나가 더 '좋다' 혹은 '나쁘다'라고 단정할 수는 없다.
즉 콜레스테롤 자체가 고지혈증의 원인이 아니라
콜레스테롤의 과잉 섭취와 그로 인한 인체의 불균형 때문에
건강에 문제가 생기는 것이다.
이제 우리는 '콜레스테롤이 고지혈증을 유발한다'는
편견에서 벗어나 콜레스테롤에 덧씌워진 오명과 오해를 벗겨내고
콜레스테롤의 진짜 모습을 알아가야 한다.

01
오해에 가려진
콜레스테롤의 참모습

콜레스테롤은 어느 순간부터 각종 만성질환의 원흉이 되었다. '콜레스테롤 수치가 높으면 뇌졸중으로 당장 쓰러질 수 있으며, 심장질환으로 평생 고생하거나 동맥경화로 매우 위험한 상태에 처할 수도 있다'고 믿는 사람들이 대다수다. 하지만 본질적으로 콜레스테롤은 인체에 꼭 필요해서 자연적으로 생겨난 물질이며, 부족하면 생명이 위협받을 정도로 중요하고도 소중한 물질이다. 인체 곳곳에 존재하는 콜레스테롤 덕분에 우리 몸은 오늘도 편안한 하루를 누릴 수 있다.

뇌에 25%나 콜레스테롤이 있는 이유

건강한 인체는 필요한 것을 식사를 통해 충족하거나 혹은 스스로 만들어낸다. 무언가를 스스로 만들어낸다는 것은 그것이 생명 유지에 꼭 필요하다는 사실을 의미한다. 콜레스테롤이 그런 물질 중 하나다. 만약 인체에 100의 콜레스테롤이 필요하다면 식사를 통해서 얻어지는 양은 20~30에 불과하고, 스스로 만들어내는 양은 무려 70~80에 이른다. 만약 식사를 통해 콜레스테롤을 많이 얻으면 인체는 스스로 콜레스테롤 생산량을 줄이면서 정교하게 콜레스테롤의 총량을 조절한다.

성인 기준으로 전신에 존재하는 콜레스테롤의 양은 100~150g으로, 인체 곳곳에서 발견할 수 있다. 뇌에 25%, 근육에 25%, 혈액에 10%, 그 외 장기에 40%가 산재해 있다. 만약 콜레스테롤이 인체에 중요한 물질이 아니라면 이렇게 광범위하게 퍼져 있기는 힘들 것이다.

특히 뇌에 25%나 되는 콜레스테롤이 있다는 사실은 의미가 깊다. 실제 콜레스테롤은 뇌에서 매우 중요한 역할을 한다. 뇌에 있는 신경세포들을 활발하게 연결시키는 것은 물론이고 학습과 기억에 관여하는 등 뇌 활동의 핵심을 이루고 있다. 독일 베를린의 막스 델브뤼크 분자의학센터(Max Delbrück Center for Molecular Medicine)는 이에 대한 실험을 진행했는데 '콜레스테롤에 노출된 시냅스는 활동이 활발해졌다'는 결론을 내렸다. 뇌가 인체의 장기 중에서 가장 높은 콜레스테롤 농도를 유지하는 것은 다 그럴 만한 이유가 있는 것이다.

콜레스테롤은 세포막을 구성하는 성분이기도 해서 콜레스테롤이 부족하면

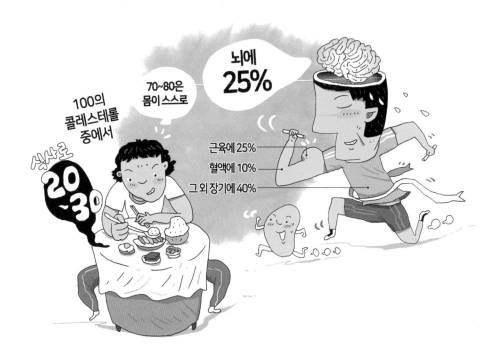

필요한 콜레스테롤 100 중에서
식사를 통해서 얻어지는 콜레스테롤은 20～30에 불과한 반면,
몸이 스스로 만들어내는 콜레스테롤은 무려 70～80에 이른다.
그중 뇌에 25%, 근육에 25%, 혈액에 10%, 그 외 장기에 40%가 산재해 있다.
콜레스테롤이 이렇게 광범위하게 퍼져 있다는 건
인체에 꼭 필요하고도 중요한 물질이라는 뜻이다.

세포가 자체의 기능을 제대로 수행하지 못하는 상태가 된다. 콜레스테롤은 인체에 필요한 각종 호르몬을 만드는 데도 기여한다. 특히 스테로이드 호르몬은 콜레스테롤에서 유래하는 호르몬으로, 인체에서 면역 조절은 물론 항염증·항알레르기 효과가 매우 뛰어나 의약품으로 이용될 정도다. 뿐만 아니라 여성호르몬인 에스트로겐, 남성호르몬인 테스토스테론을 만들어낸다. 콜레스테롤은 비타민D와 지방, 담즙산을 만드는 데도 꼭 필요하다.

콜레스테롤이 부족하면 인체에는 심각한 문제가 생긴다. 혈압 조절과 수분 조절에 이상이 생기고 소화불량, 우울증까지 생길 수 있다. 특히 정신질환과의 연관성은 이미 실험을 통해 증명되었다. 미국 듀크대학교 신경정신과 에드워드 수아레스(Edward Suarez) 박사팀은 18~27세 여성들의 혈액을 채취한 다음 콜레스테롤 수치를 확인하고 우울의 척도를 검사했다. 그 결과 콜레스테롤이 낮은 그룹의 우울 척도는 39%에 이르렀지만, 콜레스테롤이 높은 그룹은 19%에 불과했다. 이는 콜레스테롤이 높아야 정신건강이 더 좋다는 의미로, '콜레스테롤이 높으면 건강하지 못하다'는 상식과는 반대되는 결과다.

콜레스테롤 자체는 문제가 없다

신생아 산모의 젖엔 다량의 콜레스테롤이 함유되어 있다. 출산하고 약 2주까지는 '고(高)콜레스테롤'이라고 할 만큼 콜레스테롤 함량이 높은 모유가 만들어진다. 이는 모유를 먹는 아기의 뇌신경을 활발하게 하기 위한 인체의 작용이다. 만약 우리가 갓난아기 때 이러한 고콜레스테롤 모유를 먹지 않았다면 지금처럼 정상적으로 성장하지 못했을 것이다.

2015년 미국 보건복지부 산하의 '미국 식사 지침 자문위원회(DGAC)'에서는 아래처럼 '콜레스테롤을 걱정할 필요가 없다'는 내용의 권고안을 발표했는데, 의료계가 '1일 콜레스테롤 섭취량을 300㎎으로 제한해야 한다'는 공식 견해를 철회할 만큼 내용이 획기적이었다.

> 콜레스테롤은 과잉 섭취를 걱정할 영양소가 아니다. 현재의 유효한 증거들은 섭취한 콜레스테롤과 혈중 콜레스테롤 사이에 뚜렷한 연관성이 없음을 보여준다. 지난 5년간의 연구들은 건강한 사람이 하루에 달걀 1개를 섭취하더라도 심장병 발병 가능성이 커지지 않았다는 결론을 내렸다. 다만 당뇨병·심혈관질환 환자는 콜레스테롤이 다량 함유된 식품을 피해야 한다.

이제까지의 내용을 종합해보면, 우리는 콜레스테롤에 대한 인식을 바꾸어야 한다. 혈관을 망치고 건강을 나쁘게 하는 물질이 아니라, 체내에 생산 시스템이 있을 만큼 꼭 필요하고 너무나 소중한 물질이라고 말이다. 콜레스테롤이 부족하면 인체 구석구석에 문제가 생기고, 심지어 정신적인 문제까지 생길 수 있는 필수 구성요소인 것이다.

이렇게 소중하고 중요한 콜레스테롤이 건강을 망치는 물질로 오해를 받은 이유는 무엇일까? 그것은 체내에 콜레스테롤이 지나치게 많으면 각종 부작용이 생기기 때문이다. 그러나 콜레스테롤이 과도해서 부작용이 생기는 것은 콜레스테롤의 잘못이 아니다. 건강 상식 측면에서 보면 왜 그런지 쉽게 이해할 수 있다.

예를 들어보자. 우리는 매일 식사를 해야만 영양을 보충하고 생명을 유지할 수 있다. 그런데 식사를 너무 많이 해서 살이 찌고 각종 질병에 시달린다면 '식사'가 문제일까, 아니면 '과식하는 습관'이 문제일까? 우리는 매일 잠을 자야 생활을 유지할 수 있다. 그런데 잠을 너무 많이 자면 어떻게 될까? 오히려 피로가 쌓이고, 신체활동이 줄어들어서 비만해지고, 심지어 우울증이 생길 가능성이 있다. 또 과도한 수면은 당뇨병과 심장병의 발병 가능성을 높인다. 그렇다면 문제는 '수면'일까, 아니면 '너무 많이 자는 습관'일까? 콜레스테롤도 마찬가지다. 너무 많이 먹거나 너무 적게 먹는 습관이 문제이지, 콜레스테롤 자체가 문제는 아니다.

한의학은 모든 것을 '균형'의 관점에서 바라본다. 부족하지도 과도하지도 않은 균형 상태에서 우리 몸은 최적의 건강을 유지한다고 본다. 콜레스테롤도 마찬가지다. 우리 몸에 반드시 필요하지만 과도하면 문제가 된다. 식사량도 수면 시간도 적당해야 하는 것과 같은 이치다. 콜레스테롤도 이러한 '균형'의 관점에서 바라봐야 오해 없이 정확히 볼 수 있다.

콜레스테롤과
비타민D의 친근한 관계

지구상의 모든 생명체는 햇빛을 통해서 생명을 유지한다. 인간도 마찬가지다.

햇빛에는 여러 가지 유익한 작용이 있는데, 가장 유용한 것이 체내 비타민D 합성이다. 비타민D는 암 발병률을 50%까지 낮추고 뼈를 튼튼하게 하며 신진대사를 원활하게 한다. 또 고지혈증, 심장병, 관절염, 정신질환 등 수많은 질병의 예방과 치료에도 도움이 된다.

햇빛과 비타민D 합성 사이에는 콜레스테롤이 있다. 피부가 햇빛을 받으면 체내에 있던 콜레스테롤이 피부로 스며 나와서 비타민D를 합성한다. 이 과정은 비타민D의 생산에 매우 효율적이다. 하루에 30분 정도 햇빛을 쐬고 체내에 콜레스테롤이 넉넉하다면 우리 몸이 필요로 하는 만큼의 비타민D가 충분히 만들어진다.

이 말은, 햇빛을 충분히 쐬면 남아도는 콜레스테롤을 줄일 수 있다는 의미이기도 하다. 별도의 약물을 복용하지 않고도 비타민D는 늘리고 콜레스테롤 수치는 줄이는 유용한 방법이 아닐 수 없다.

비타민D는 남성들이 두려워하는 전립선암의 발병 위험성도 낮추는 것으로 알려져 있다. 국립암센터의 연구에 의하면, 2034년까지 한국 남성의 암 발병률 중 증가율이 가장 높을 것으로 여겨지는 것이 전립선암이다. 무려 148.6%나 폭증할 것으로 예견되고 있다. 65세 이상의 노인에서는 182% 증가할 것으로 보인다. 따라서 비타민D는 남성과 노인에게 특히 필요한 영양소다. 다만 체내에 콜레스테롤이 충분하지 않으면 잘 합성되지 않는다. 따라서 평소 피부에 직접 햇빛을 쐬는 노력이 필요하다.

한의학에서는 인체의 고유한 기능을 강화하는 각종 건강관리법을 '양생(養生)'이라고 한다. 그런 관점에서 햇빛과 콜레스테롤이 만나서 비타민D를 늘리는 것은 대표적인 양생법이다.

햇빛을 많이 쐬면 피부가 탈까봐 자외선 차단제를 바르는 경우가 많은데, 피부를 갈색으로 만드는 피부 속 멜라닌세포는 그 분비량이 늘어날수록 외부 자극에 대한 방어력이 높아지고 상처 치유력, 피부 재생력도 강해진다. 햇빛이 주는 유익함을 누리는 데는 하루 30분 정도면 되니, 자외선 차단제는 사용하지 말고 햇빛을 맘껏 쐬자.

02
콜레스테롤에는
좋고 나쁜 것이 따로 없다

서양의학계에서는 어느 순간부터 좋은(HDL) 콜레스테롤과 나쁜(LDL) 콜레스테롤을 구분하기 시작했다. 그런데 이런 구분은 매우 피상적이며, 심지어 '의미가 없다'고 해도 무리가 아니다. 가장 쉬운 예로, 철수라는 사람을 두고 '배고픈 철수와 배가 고프지 않은 철수'로 구분하는 것과 크게 다르지 않다. 배가 고프든 고프지 않든 철수는 철수일 뿐이다. 그런 점에서 HDL콜레스테롤과 LDL콜레스테롤에 대해서 정확하게 알아야 할 필요가 있다.

HDL도 LDL도 각자의 역할이 있다

인체에서 콜레스테롤이 만들어지는 기관은 간이다. 콜레스테롤은 간에서 만들어진 후에 세포와 장기 곳곳으로 배달되고, 말초 조직의 콜레스테롤은 간으로 운송된다. 그런데 이 과정에서 뜻하지 않은 문제가 발생한다. 콜레스테롤은 지방의 일종이고 우리 몸 곳곳을 흐르는 혈액은 물의 성질을 가지고 있어서 콜레스테롤이 혈액을 타고 자연스럽게 이동할 수 없는 것이다.

다행히도 인체는 이러한 상황에 대처하는 수단을 갖추고 있다. 콜레스테롤의 이동을 도와줄 운반수단을 구비한 것이다. 그것은 바로 HDL(고밀도 지단백질)과 LDL(저밀도 지단백질)이다. HDL은 세포에서 사용하고 남은 콜레스테롤이나 혈관벽에 쌓인 콜레스테롤을 간으로 운반하는 역할을 하고, LDL은 간에서 만들어진 콜레스테롤을 말초 조직으로 운반하는 역할을 한다.

그런데 전문의들은 어째서 HDL콜레스테롤을 좋은 콜레스테롤이라 하고, LDL콜레스테롤을 나쁜 콜레스테롤이라고 하는 걸까? 단지 운송수단에 불과한 HDL, LDL에 '좋은' 혹은 '나쁜'이라고 낙인찍는 것이 올바른 일일까? 정확하게 HDL콜레스테롤은 'HDL에 의해 운반되는 콜레스테롤'이고, LDL콜레스테롤은 'LDL에 의해 운반되는 콜레스테롤'인데 말이다.

이런 현상이 발생한 이유는 LDL과 HDL의 역할 때문이다. 앞에서 언급했듯 HDL은 세포에서 사용하고 남은 콜레스테롤이나 혈관벽에 쌓인 콜레스테롤을 수거해서 간으로 가져가고 혈액에 강력한 항산화 작용을 하는 지단백질이다. 이러한 HDL의 역할을 통해 인체는 바이러스와 세균의 감염을 막고 염증을 익

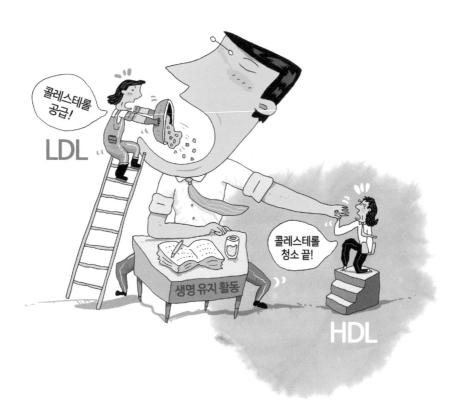

HDL과 LDL을 좋다 나쁘다는 식으로 바라보는 시각은 개선되어야 한다.
우리 몸은 LDL에 의해서 콜레스테롤을 공급받아 생명 유지에 필요한 활동을 하고,
과도한 콜레스테롤이나 그로 인해 생기는 문제는 HDL이 해결해준다.
이처럼 HDL과 LDL은 잘 맞는 톱니바퀴처럼 인체에 꼭 필요한 역할을 하기 때문이다.

제하는 것은 물론 혈전의 생성도 막는다. 마치 청소부 같은 역할을 하므로 '좋은 콜레스테롤'이라는 별칭을 얻은 것이다. 반대로 LDL은 간에서 만든 콜레스테롤을 세포로 이동시키는 역할을 한다. 문제는, 콜레스테롤을 다소 과다하게 탑재하고 이동할 경우 그 과정에서 염증이나 산패 등을 발생시킬 수 있다는 점이다. 그 결과 '나쁜 콜레스테롤'로 낙인찍힌 것이다.

인체 시스템의 시각에서 보면, 우리 몸은 LDL에 의해서 콜레스테롤을 공급받아 생명 유지를 위한 다양한 활동을 하고, 과도한 콜레스테롤이나 그로 인해 생기는 문제는 HDL이 해결해준다. 이 두 과정은 마치 톱니바퀴처럼 맞물려 돌아간다. 고속도로에 상행선이 있으면 하행선이 있어야 하고, 밥을 먹는 과정이 있으면 소화시키는 과정이 있어야 한다. 또 낮에 활동하는 시간이 있으면 밤에 잠자는 시간이 있어야 하듯 HDL과 LDL의 역할 역시 너무도 자연스러운 인체 작용인 것이다. 비록 이 과정에서 약간의 사고가 난다 하더라도 인체는 충분히 감당할 만한 힘을 가지고 있다. 그러니 HDL과 LDL을 흑백논리로 바라보며 좋다 나쁘다 가르는 시각은 개선되어야 한다.

2011년 5월, 텍사스 A&M대학교 연구팀은 〈미국 위장관학 저널(American Journal of Gastroenterology)〉에 60~69세 52명을 대상으로 한 연구 결과를 아래와 같이 발표했다. 참고로, 이 대학은 '전미 최상위 연구 중심 대학'으로 손꼽히는 곳이다.

> 인체 조직은 콜레스테롤을 필요로 하며 LDL이 이를 전달하고, LDL이 많을수록 근육을 만들 수 있다. 사람들은 체내에서 몸에 해로운 LDL콜레스테롤

을 제거하기를 원하지만 실제로 그렇게 하면 사망할 것이다. 인체는 HDL콜레스테롤과 LDL콜레스테롤을 어느 정도 가지고 있어야 하므로 LDL콜레스테롤은 무조건 몸에 해롭다는 생각을 바꾸어야 한다.

이러한 연구 결과는 그간 'LDL콜레스테롤은 동맥의 혈관벽에 쌓여 혈액 순환을 저해하고 각종 심장질환, 심지어 심장마비를 일으키는 해로운 콜레스테롤'이라는 인식을 바꿔주었다.

몸을 위해 병균과 싸우는 LDL

2011년에 'LDL콜레스테롤은 낮출수록 좋다'는 의견에 정면으로 이의를 제기한 국내 논문이 발표되었다. 이 논문의 주요 내용은 이러하다.

LDL콜레스테롤 수치가 권장 수치 이하로 내려간 환자들도 여전히 심혈관 질환을 겪고 있다. 실제 스타틴 치료를 받고 있는 환자들 중 3분의 2는 여전히 위험성이 있다. 최근의 한 연구는 7개의 임상시험에 참여한, 관상동맥질환을 가지고 있으면서 LDL콜레스테롤 수치가 낮아지고 혈관 내 초음파 검사를 연속으로 받은 3,427명의 환자들을 대상으로 죽상경화반(혈관에 쌓이는 노폐물)의 위험인자들을 연구하였다. LDL콜레스테롤을 70mg/dL 미만으로 유지했음에도 불구하고 20% 이상의 환자들에게서 죽상경화반이 진행되었다. CRP 수치와 LDL콜레스테롤 수치는 관련이 없었다.

결과적으로 이 논문은 '심혈관질환은 LDL콜레스테롤과 관련이 깊다'는 주장에 대해 강한 의문을 제기하고 있다.

이와 비슷한 연구 결과가 또 있다. 자연요법의 명의로 알려진 로버트 오웬 (Robert Owen) 박사는 2010년, LDL콜레스테롤 수치가 높은 동물의 살모네랄균에 의한 사망률을 연구했다. 과학자들은 동물실험에서 LDL콜레스테롤 수치가 높은 그룹과 그렇지 않은 그룹에 각각 살모넬라균을 주입했다. 그 결과 LDL콜레스테롤 수치가 정상 수치보다 무려 7배 높은 그룹에서는 5%의 동물들이 죽은 데 비해, LDL콜레스테롤 수치가 낮은 그룹의 동물들은 전부 죽었다. 심지어 LDL콜레스테롤 수치가 높은 그룹에 있던 동물들의 장기는 상대적으로 99~99.9%나 적은 균주 수를 보였다고 한다. 이 말은 LDL콜레스테롤이 살모넬라균에 의한 감염을 거의 완벽하게 차단했음을 뜻한다.

이러한 연구 결과는, 우리가 '나쁜 것'으로 규정한 LDL콜레스테롤조차 필요한 역할이 있어 인체에 존재한다는 사실을 말해준다. 다만 잘못된 생활습관으로 인해 몸에 과도하게 축적되었을 때 문제를 일으키는 것이다.

03

콜레스테롤 수치를 둘러싼
서양의학계의 논쟁들

의학계에서 새로운 연구 결과들이 기존의 연구 결과를 뒤집는 것은 전 세계적인 흐름이다. 콜레스테롤 수치에 대한 서양의학계의 논쟁 역시 지속되고 있다. 한편에서는 '콜레스테롤 수치가 높으면 위험하다'고 주장하지만, 다른 한편에서는 '콜레스테롤 수치가 높아도 괜찮다'고 주장한다. 이러한 혼란 속에서 우리는 어떻게 판단해야 할까?

상식과 어긋나는 연구 결과들

우선, 서양의학에서 정한 콜레스테롤 기준 수치에 대해서 살펴보자. 건강검진을 하면 반드시 보게 될 수치다.

HDL콜레스테롤

- 40mg/dL이하 : 낮은 상태
- 60mg/dL이상 : 높은 상태

LDL콜레스테롤

- 100mg/dL 이하 : 바람직한 상태
- 100~129mg/dL : 비교적 바람직한 상태
- 130~159mg/dL : 다소 높은 상태 (경계해야 할 영역)
- 160~189mg/dL : 높은 상태
- 190mg/dL 이상 : 매우 높은 상태

총콜레스테롤

- 200mg/dL 이하 : 바람직한 상태
- 200~239mg/dL : 다소 높은 상태 (경계해야 할 영역)
- 240mg/dL 이상 : 높은 상태

이 기준들을 다 외울 필요는 없지만 'HDL 40 이하, LDL 160 이상, 총 200 이상이면 위험한 상태'(HDL:LDL:총콜레스테롤 = 1:4:5가 이상적) 정도만 외워도 자신의 콜레스테롤 상태가 바람직한지 위험한지를 파악하는 데 유용할 것이다. 그런데 이러한 콜레스테롤 수치가 건강 상태에 결정적인 요소가 아니라는 주장이 있다.

- 핀란드에서 고(高)콜레스테롤혈증이 있는 사업가 1,200명을 식이요법과 약물치료로 콜레스테롤 수치를 낮춘 그룹(A그룹), 콜레스테롤을 낮추는 노력을 하지 않은 그룹(B그룹)으로 나누어 조사했는데 10~15년 후 심근경색의 발병률과 사망률 모두 A그룹이 높았다.
- 미국 사우스캘리포니아대학교에서 동맥경화 환자를 대상으로 콜레스테롤 섭취를 제한하는 실험을 했다. 그런데 그중 60%의 환자들에서 동맥경화가 계속 진행됐으며, 3%의 환자들만이 동맥경화가 개선되었다. 게다가 약물치료로 혈중 콜레스테롤 수치를 내린 사람 중 40%는 동맥경화가 더 악화되었다.
- 핀란드 헬싱키대학교의 연구 결과, 사기범 같은 지능범에 비해 폭력범의 혈중 콜레스테롤 수치가 낮았다.
- 미국 노스캐롤라이나대학교의 한 연구팀이 소방관을 대상으로 연구한 결과, 혈중 콜레스테롤 수치가 높은 사람은 낮은 사람에 비해서 작업 능력이 우수하며 책임감도 강하고 사교성도 있었다. 또한 혈중 콜레스테롤 수치가 낮으면 행복 물질로 알려진 세로토닌이 뇌세포에서 제대로 이용되지 않아 정서 불안 및 반항성·폭력성을 보이고, 살인을 저지르거나 자살할 확률이 높으며, 교통사고를 일으키기 쉽다는 사실이 밝혀졌다.

최근에는 '콜레스테롤의 배신'이라고 할 만한 연구 결과가 발표되었다. 앞에서 살펴본 것처럼 서양의학계는 HDL콜레스테롤을 '좋은' 콜레스테롤이라고 명명하고 그 수치가 높을수록 좋다거나 그 수치를 꾸준하게 높여야 한다고 말한다. 그런데 2022년에 발표된 연구 결과는 전혀 다른 결론을 얘기한다.

〈미국의사협회지(JAMA)〉에는 HDL콜레스테롤과 심장질환 사망률의 관계를 조사한 대규모 연구의 결과가 발표됐다. 연구 대상은 심장 관상동맥질환이 있는 평균 연령 62세의 영국인 1만 5,000여 명이었다. 연구팀은 이들을 9년간 추적 관찰하면서 사망률을 조사했는데 HDL콜레스테롤 수치가 적당하게 높으면 사망률이 낮지만, 너무 높으면 오히려 사망률이 높다는 결론이 나왔다. 이러한 연구 결과는 'HDL콜레스테롤은 많을수록 좋다'는 상식을 정면으로 부인한다. 다음을 보면 이 연구 결과가 좀 더 쉽게 이해될 것이다.

- 수치가 30mg/dL 이하인 사람들의 경우 : 일반 사망률 33%, 심혈관질환 사망률 42%
- 수치가 40~60mg/dL인 사람들의 경우 : 가장 낮은 사망률
- 수치가 80mg/dL 이상인 사람들의 경우 : 일반 사망률 96%, 심혈관질환 사망률 71%

이러한 현상은 '균형'의 측면에서 해석할 수 있다. 아무리 좋은 것도 전체 균형을 깰 정도로 과도하면 더 이상 좋다고 하기는 힘들기 때문이다.

또 콜레스테롤의 과다 축적이 뇌출혈을 일으킨다고 알고 있지만, 연구 결과에 의하면 음주가 더 위험하다. 삼성서울병원과 영국 브리스톨대학교 역학교실이 공동으로 연구한 결과 '뇌혈관질환을 일으키는 주요 원인은 콜레스테롤 수치가 아닌 알코올 섭취'라는 사실이 밝혀졌다. 이 연구 결과는 영국의 권위

있는 학술지 〈영국 메디컬 저널(British Medical Journal)〉에 수록되었다. 이는 그간 의료계의 '심근경색, 허혈성 뇌혈관질환은 콜레스테롤과 밀접한 관계가 있다' 는 주장에 정면으로 배치되는 연구 결과였다.

'콜레스테롤 수치'라는 올가미

일본에서 '콜레스테롤 수치가 높으면 뇌졸중 사망률이 떨어진다'는 연구 결과가 있었다. 2010년 일본 도카이대학 오오쿠시 요이치 교수는 콜레스테롤 수치가 높은 뇌졸중 환자와 콜레스테롤 수치가 낮은 뇌졸중 환자를 조사했는데, 사망률은 다음과 같았다.

- 콜레스테롤 수치가 낮은 뇌졸중 환자의 사망률 : 5.5%
- 콜레스테롤 수치가 높은 뇌졸중 환자의 사망률 : 2.4%

콜레스테롤 수치가 높은 뇌졸중 환자군의 사망률이 더 낮게 나온 것이다. 이러한 연구 결과를 본 일반인들은 헷갈릴 수밖에 없었다. 서양의학에 의하면 '높은 콜레스테롤 수치와 사망률'은 깊은 연관성이 있기 때문이다.

그러나 한의학의 관점에서 보면 고지혈증은 그 원인을 단 하나로 특정하기가 힘들다. 따라서 '콜레스테롤 수치가 높으면 사망률이 높다'라거나, '콜레스테롤 수치가 낮으면 사망률이 낮다'는 식으로 단정하지 않는다. 사람마다 체질이 다르며, 남들이 갖지 않은 자신만의 생활습관이 있을 수 있기 때문이다. 인체는 수많은 요인과 변수에 의해서 수시로 변히는데 '변화의 원인은 콜레스테롤'이라고 단정 지어서는 안 된다는 이야기다.

콜레스테롤 수치는 얼마든지 높을 수도 있고 낮을 수도 있으며, 콜레스테롤 수치와 사망률은 큰 관련이 없다. 이 말은, 우리가 '콜레스테롤 수치'에만 집중해서 고지혈증을 볼 필요가 없다는 것을 의미한다. 수치가 정상 범위보다 높거나 낮다고 해서 건강에 문제가 있다고 호들갑을 떨 필요가 없다. 정작 중요한 것은 '몸의 균형 상태'다. 비록 콜레스테롤 수치가 높더라도 균형 상태가 유지된다면 각종 만성질환과 사망의 위험성과는 큰 관련이 없을 것이며, 그 반대의 경우도 얼마든지 가능하다. 이제는 콜레스테롤 수치라는 올가미에서 벗어나자.

04

콜레스테롤의 흑역사는 어떻게 시작됐나?

콜레스테롤이 지금과 같은 오명을 뒤집어쓴 것은 결코 우연이 아니다. 의학자의 단순한 실수나 연구 과정에서 생긴 일시적 오류 때문에 벌어진 일이 아니라는 이야기다. 차라리 그런 실수나 오류에 의해 생긴 일이었다면 그후에 바로잡을 기회는 얼마든지 있었을 것이다. 세상에 의학자는 많고, 논문은 재검증이라는 엄격한 학문적 절차가 존재하기 때문이다. 하지만 만약 누군가가 일부러 성급하게 결론을 내리고, 언론에서 이를 부풀리고, 막대한 자본을 가진 집단이 이러한 주장을 의도적으로 지지한다면? 그때부터 전개 양상은 완전히 달라진다.

불완전한 연구 결과와 매체의 파급력

콜레스테롤의 흑역사는 약 70년 전인 1953년에 시작됐다. 당시 미국 미네소타대학교의 생리학·병리학 교수였던 앤설 키스(Ancel keys)는 새로운 연구 방향을 잡기 위해 노력하고 있었다. 그런 그의 눈길을 끈 것은 2차 세계대전 이후 사람들의 음식 섭취량이 필요 이상으로 많아진 현상이었다. 그리고 지역신문에 실린 몇 개의 기사를 주의 깊게 살폈다. 대체로 '겉으로는 멀쩡해 보이고 건강했던 사업가들이 갑자기 심장병으로 사망했다'는 내용이었다.

그는 이런 일이 일어나는 이유를 밝히기 위해 280여 명의 사업가들을 모집해 매년 건강검진을 받게 하고 식습관에 관한 인터뷰를 진행했다. 그때 앤설 키스 교수가 세심히 살펴본 것이 혈중 콜레스테롤 수치였다. 그는 당시 과학자들이 내놓은 여러 결과물들을 기반으로 연구를 했는데, 한 의사로부터 '네팔 사람들은 심장질환이 없다'는 이야기를 듣고 곧장 네팔로 가서는 몇몇 계층 사람들의 혈액을 채취하고 콜레스테롤 수치를 비교했다. 그리고는 '콜레스테롤을 많이 생성하는 고지방 식단이 심장병을 유발한다'는 결론을 내렸다. 이러한 중대한 결론을 내리기까지 앤설 키스 박사가 한 일은 고작 몇 개의 신문기사, 건강검진과 인터뷰, 그리고 혈액 샘플 채취로 자신의 생각을 뒷받침한 것뿐이었다.

그가 연구 결과를 발표하자 의학계에서는 비난이 쏟아졌다. 근거가 빈약할 뿐만 아니라 그 근거들마저 이리저리 꿰맞춘 불완전한 결과였기 때문이었다. 그런데 이러한 비난에도 불구하고 그의 주장에 관심을 기울인 사람이 있었으니, 당시 미국 최고의 심장병 전문의였던 폴 화이트(Paul White) 박사다. 이후 화이트 박사와 키스 박사는 여러 유명한 포럼, 회의 등에서 함께 주장을 펼치고 인터뷰를 했다. 또한 〈뉴욕 타임스〉, 〈뉴스위크〉 등의 매체를 통해 자신들의 주장을 알려나갔다. 특히 〈뉴스위크〉는 기사를 다루면서 '지방, 악마의 화신'이라는 자극적인 제목을 달기도 했다.

그들의 주장에 의구심을 제기하는 의학자들이 적지 않았지만, 키스와 화이트 박사는 1957년, 전 세계 7개국에서 고콜레스테롤 식단이 심장병을 유발한다는 내용을 취합하고 WHO의 통계를 인용해 자신들의 주장을 뒷받침하려는 노력을 기울였다. 그러나 의학계의 비난은 멈추지 않았다. 그들의 의견에 반대하는 사람들은 "7개국에 포함되지 않은 16개국에 대한 데이터를 모두 활용하면 결론이 완전히 달라질 것"이라고 주장했다.

여기까지가 콜레스테롤의 오명에 대한 1막이라면, 2막에서는 거대 자본이 결탁하기 시작한다.

거대 자본과의 결탁, 마케팅 폭주가 만든 '거짓의 풍경'

화이트 박사와 키스 박사는 정부와 미국심장협회로부터 막대한 자금을 지원받아 본인들의 주장은 관철시키고 반대자들의 주장을 무력화하기 위한 대규모 연구 프로젝트를 진행했다. 더불어 키스 박사는 《지중해 식단으로 잘 먹고 잘 사는 법(How to eat well and stay well the Mediterranean way)》이라는 책을 펴냈다.

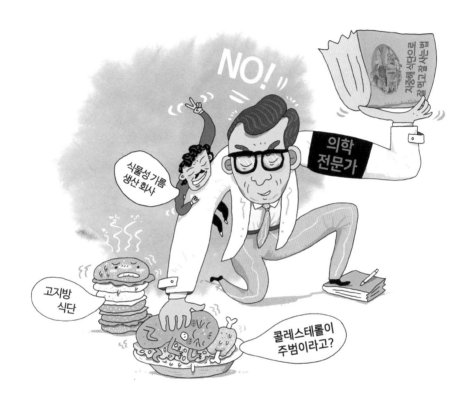

콜레스테롤이 지금과 같은 오명을 뒤집어쓴 것은
누군가가 일부러 서툴게 연구해서 불완전한 결론을 성급히 내리고, 언론에서 이를 부풀리고,
막대한 자본을 가진 집단이 이러한 주장을 의도적으로 지지했기 때문이다.

출판사는 '올해 자살할 예정이십니까?'라는 자극적인 카피로 대대적인 광고를 했고, 각 언론사의 의학 분야에서는 이 책에 대한 찬사가 이어졌다. 그 결과 이 책은 출간된 지 2주 만에 〈뉴욕 타임스〉 베스트셀러 10에 올랐다.

이즈음부터 그들의 주장이 대중적으로 설득력이 있다고 판단한 사업자들이 그 주장의 내용을 본격적으로 자사의 상품과 결합하기 시작했다. 예를 들어, 식물성 기름을 생산하는 회사들은 '우리 회사의 제품은 심장병 예방에 더 효과가 있다'고 광고했다. 이렇게 해서 '콜레스테롤을 많이 생성하는 고지방 식단이 심장병을 유발한다'는 인식이 서서히 상식으로 자리를 잡아갔고, 키스 박사는 '미국 최고의 의학 전문가' 반열에 올랐다. 그는 심지어 '스타 연구자'라고 불리면서 전 세계로 초청을 받아 현지의 건강 관련 관료들에게 조언을 해주었다.

조작되었거나 성급히 내린 연구 결론, 그에 대한 언론의 찬사, 정부의 지원, 과도한 상업적 마케팅, 그리고 대중적 열광이 하나가 되면 거짓이 진실로 포장되어 대중에게 아무런 의심 없이 받아들여지기 쉽다. 물론 앤설 키스 교수의 주장에 대해 끊임없이 이의를 제기한 사람들이 있었지만, 그동안 의도적으로 쌓은 거짓의 탑을 무너뜨리기에는 역부족이었다.

안타깝게도 현재는 콜레스테롤에 대한 흑역사와 콜레스테롤의 진실을 아는 사람이 그리 많지 않다. 이 흑역사를 잘 아는 일부 의학자들이 간간이 언론에서 의견을 표명하고 있지만, 이미 형성된 단단한 편견을 깨는 것은 어려운 일이다. 물론 이러한 흑역사만 보고 이제까지 의료계가 이뤄놓은 콜레스테롤에 대한 연구 전체를 부정할 수는 없다. 다만 생명 유지에 꼭 필요한, 그래서 인체에 필수 성분인 콜레스테롤이 이토록 큰 오해를 받아왔다는 점은 기억해야 한다.

05

콜레스테롤 수치와 사망률,
그 역전의 관계

콜레스테롤이 걸어온 흑역사는 '콜레스테롤 수치가 높으면 사망 위험성이 높아진다'라는 단단한 편견을 만들어냈다. 언뜻 이 말은 타당해 보인다. '높은 콜레스테롤 수치 → 심장질환 유발 → 사망'이라는 공식이 자연스럽게 이어지기 때문이다. 특히 나이가 들수록 심장질환으로 인한 사망률이 높아진다는 점은 누구도 부정할 수 없는 이치이기에 시간이 갈수록 건강을 걱정하게 되는 것도 자연스러운 일이 됐다. 그런데 이 공식이 맞을 수도 있지만 틀릴 수도 있다는 연구 결과가 상당히 많다는 점을 간과해서는 안 된다. 어떤 면에서 이 공식은 '성급한 일반화 오류'에 빠져 있을 가능성이 매우 높다. 어째서 그럴까?

콜레스테롤 수치가 높아야 오래 산다

우리나라에서 심장질환으로 사망한 사람 수는 해마다 늘고 있다. 2012년엔 2만 6,400여 명, 2016년엔 2만 9,700여 명, 2020년에는 3만 2,300여 명이었다. 심장질환이 생기는 주요 원인은 혈관이 좁아진 탓에 심장근육으로 향하는 혈액 공급이 현저히 떨어져서이다. 사람들은 혈관이 좁아진 이유를 콜레스테롤에서 찾곤 하는데, 실제 연구 결과는 이러한 단순한 추정을 인정하지 않는다.

스웨덴의 우페 라븐스코프(Uffe Ravnskov) 박사는 저서 《콜레스테롤은 살인자가 아니다(원제: How the cholesterol Myths are kept Alive)》에서 포화지방과 콜레스테롤이 심장병을 일으킨다는 주장의 오류를 폭로한다. 그가 전 세계적으로 유명한 콜레스테롤 및 심장병 관련 논문 22건을 분석한 결과 '콜레스테롤을 낮추면 50%의 사람들은 사망률이 떨어지지만, 나머지 50%의 사람들은 사망률이 오히려 증가한다'는 결론이 도출되었다고 밝혔다. 특히 콜레스테롤이 낮은 사람들은 각종 암, 우울증, 부정맥, 협심증, 고혈압 등의 질병이 초래되었다고 한다. 그가 잘못 알려진 상식에 대해 수긍하지 않고 진실을 파헤치기 위해 노력했기에 이런 결론을 얻을 수 있었다. 라븐스코프는 이러한 노력을 인정받아 1999년엔 의학적 회의론 분야에 독창적 공헌을 한 사람에게 주어지는 스크라바넥상(Skrabanek Award)을 받았고, 2007년엔 자연과학 및 의학 분야에서 독자적인 사고를 한 사람에게 주어지는 레오후스월린상(Leo-Huss-Walin prize)을 받았다.

우리나라에서도 비슷한 연구가 있었다. 가톨릭대학교에서는 약 10년간 건강검진을 받은 사람들을 추적 조사해 그 결과를 2019년 국제 학술지 〈사이언티

픽 리포트(Scientific Reports)〉에 발표했다. 연구 결과의 핵심은 '다소 비만하고 콜레스테롤 수치가 높은 사람이 더 오래 산다'였다. 사망 위험성이 가장 낮은 경우는 총콜레스테롤 수치가 200mg/dL 이하인 사람이 아니라 이보다 훨씬 높은 210~249mg/dL인 사람들이었다. 이 정도 수치는 서양의학의 기준에서 '경계해야 할 다소 높은 상태'이자 '위험한 상태'이고, 심장병의 위험성만 생각하면 총콜레스테롤 수치를 200mg/dL 미만으로 관리하는 것이 낫지만 그 외의 간질환·간암·뇌출혈 등의 질병에서는 오히려 총콜레스테롤 수치가 높은 사람이 더 오래 산다는 의미였다.

일본에서도 이와 비슷한 연구 결과가 발표되었다. 하마마츠 의과대학의 다카다 아키카즈(高田明和) 명예교수가 무려 11년간 오사카 주민 1만 명의 콜레스테롤 수치와 사망률을 조사했더니 기준치인 200mg/dL를 넘어 220mg/dL에 이르러도 사망률에는 영향이 없었다. 더 놀라운 사실은 콜레스테롤 수치가 280mg/dL인 사람들의 사망률이 오히려 낮았다는 점이다. 또 5년간 후쿠이 주민 3만 7,000명을 추적 조사한 결과 남녀를 구분하지 않고 총콜레스테롤 수치가 가장 낮은 그룹이 오히려 사망률이 가장 높았다.

수치보다 더 중요한 건 수치의 변화 폭

심지어 유방암의 경우 콜레스테롤 수치가 높은 여성의 유방암 발병률이 더 낮다는 연구 결과가 발표되기도 했다. 영국 버밍엄대학교 연구팀이 병원에 입

원한 환자 100만 명을 조사했더니 콜레스테롤 수치가 높은 여성이 유방암 발병률은 물론 사망률까지 평균 40% 낮았다. 이는 기존의 상식과는 완전히 배치되는 결과였다. 이 연구를 주도했던 라울 포트러리(Rahul Potluri) 교수는 "이번 연구 결과를 통해 콜레스테롤 수치가 높은 여성은 유방암으로 인한 사망률이 낮고 생존률이 높다는 근거가 도출되었다. 이전에 발표된 콜레스테롤과 유방암의 연관성 연구를 재분석한 만큼 근거 면에서 신뢰도는 충분하다고 생각한다"고 밝혔다.

마지막으로 살펴볼 연구 결과는 프레이밍엄 심장 연구(The Framingham Heart Study)다. 이 연구는 '20세기 의학의 10대 업적'으로 선정됐을 만큼 장기간 밀도 있게 실행된 연구로 손꼽힌다. 미국 매사추세츠주 프레이밍엄 지역에 사는 성인 5,000명을 대상으로 이루어진 이 연구는 1948년에 시작해 이후 2년마다 연구를 지속하며 40년이 넘도록 이어나갔다. 당시 연구 책임자였던 카스텔리(Castelli) 박사는 이렇게 결론지었다.

> 포화지방을 더 많이 먹을수록, 콜레스테롤을 더 많이 먹을수록, 그리고 칼로리를 더 많이 섭취할수록 혈청 콜레스테롤은 더 낮았으며, 체중이 적게 나갔고, 육체적으로도 가장 활동적이었다.

'콜레스테롤 수치'가 중요한 것이 아니라 '콜레스테롤 수치의 변화 폭'이 사망률에 영향을 미친다는 연구 결과도 있다. 2018년 서울 여의도성모병원 내분비과 교수팀이 건강보험공단의 빅데이터를 활용해 성인 365만 명을 평균 8년 이상 추적 조사한 결과 '콜레스테롤의 수치 변화(변이도)가 큰 사람은 그렇지 않은 사람보다 유의미하게 심근경색, 뇌졸중 발생률과 사망률이 증가했다'는 사실을 발표했다. 즉 수치 변화가 큰 그룹의 사람들은 수치 변화가 작은 사람들보다 사망률이 무려 26%나 증가한 것으로 나타났다. 물론 이러한 결과를 보고 '콜레스테롤 수치가 아무리 높아도 변화 폭이 작으면 오래 산다'고 단정 지을 순 없지만, 최소한 콜레스테롤 수치가 높다고 사망률이 높은 것은 아니라는 것만은 확실히 알 수 있다. 그리고 수치가 널뛰듯이 오르내리는 것보다는 수치가 안정적인 것이 훨씬 낫다는 의미로 받아들여야 할 것이다.

그러니 이제는 높은 콜레스테롤 수치, 심장질환 유발, 사망의 관계를 공식처럼 무조건 믿을 필요가 없다. 이들 관계 안에는 수많은 변수가 숨어 있고, 오히려 그 반대의 작용을 일으키지만 아직 알려지지 않은 원인들도 있을 수 있기 때문이다. 따라서 몸이 전반적으로 건강하고 활력이 넘친다면 콜레스테롤 수치가 높다는 것만으로 지나치게 공포심을 가지지 않아도 된다.

콜레스테롤과 육식,
무엇이 문제일까?

우리는 '콜레스테롤 수치가 높아서 위험하다'는 진단을 받으면 가장 먼저 육류 섭취를 줄일 생각부터 한다. 이는 육류가 고콜레스테롤의 주범이라고 생각하기 때문이다.

그러나 육류보다 더 문제가 되는 건 육류를 먹는 방식이다. 육류나 기름진 음식을 거의 입에 대지 않는 사람들도 콜레스테롤 수치가 높은 경우가 있는데 폭식, 끼니를 거르는 습관, 일정하지 않은 식사량이 콜레스테롤 수치를 높이기 때문이다. 이렇게 건강하지 못한 식습관을 가졌을 때 콜레스테롤 수치가 높아지는 것이지, 육식 자체가 콜레스테롤 수치를 높이는 것은 아니다.

칼로리 자체도 문제가 아니다. 아무리 많이 먹어도 규칙적으로 적당량씩 먹으면 콜레스테롤 수치에 크게 영향을 미치지 않는다. 〈브리티시 메디컬 저널(British Medical Journal)〉에 발표된 논문에 따르면, 간식을 포함해서 하루에 6끼를 먹는 사람은 하루에 불규칙하게 2끼를 먹는 사람에 비해 섭취 칼로리가 무려 700kcal 더 많지만 정작 총콜레스테롤은 30㎎/dL나 낮은 것으로 나타났다.

이렇게 되는 이유는 불규칙한 식습관은 체내에서 콜레스테롤을 합성하는 과정에 혼란을 주기 때문이다. 예를 들어 밥을 먹지 않거나 폭식을 하면 우리 몸은 당의 흡수를 늘리고 콜레스테롤을 훨씬 많이 만들어낸다. 몸이 비상 상태에 처했다고 여기기 때문이다. 또 1주일에 달걀을 3개 이상 먹는 사람은 그렇지 않은 사람에 비해 콜레스테롤 수치가 오히려 낮게 나왔다. 결과적으로 봤을 때 콜레스테롤의 문제는 '음식'에 있는 것이 아니라 '잘못된 식습관'에서 기인한다고 봐야 한다.

이로써 콜레스테롤에 대한 또 하나의 오해를 푼 셈이다.

06
콜레스테롤 수치를 높이는
요인은 아주 다양하다

    콜레스테롤 수치가 높아지는 원인은 매우 다양하다. 이 말은, 우리가 고지혈증을 해결하기 위해 아주 다양한 방법을 활용할 수 있다는 뜻이기도 하다. 많이 알려진 원인은 잘못된 식습관과 운동 부족이지만, 나이나 계절에 따라 콜레스테롤 수치가 높아질 수도 있고, 여성의 경우 월경 주기의 영향도 받는다. 또 술을 일시적으로 많이 마셔도 수치가 높아질 수 있다. 따라서 콜레스테롤 수치가 높다고 해서 '혈액에 지방이 많아졌다'라고 단정할 필요는 없다.

    오히려 콜레스테롤 수치에 대해 느긋한 마음을 가지고 몸의 건강을 종합적으로 바라봐야 한다. 그래야 건강관리 방법을 실천할 수 있다. 단지 '혈액 속 지방'에만 신경을 쓰는 것보다 전신의 혈액 순환을 원활히 하고 활력 넘치게 만드는 방법을 실천하면 자연스럽게 혈액까지 좋아지기 때문이다.

음주, 나이, 성별, 월경 주기도 콜레스테롤 수치에 영향을 미친다

콜레스테롤 수치를 높이는 생활습관 중 하나가 과음이다. 술을 많이 마시는 사람들은 아랫배가 나온 경우가 많은데, 이는 인체가 지방을 제대로 처리하지 못했다는 증거이다. 우리 몸은 체내에 지방이 들어오면 그것을 처리하는 과정을 거치는데, 이때 알코올까지 다량 들어오면 알코올을 우선적으로 처리하느라 지방을 처리하지 못하는 상태에 이른다. 그러나 다행히도 음주로 높아진 콜레스테롤 수치는 술을 마시지 않으면 별다른 약을 먹지 않아도 자연스럽게 내려갈 수 있다.

나이와 성별에 따라서도 콜레스테롤 수치는 달라진다. 그 기점이 갱년기이다. 남녀 모두 갱년기를 거치면서 인체에 다양한 변화를 겪는데, 콜레스테롤 수치도 예외가 아니다. 2021년 국민건강보험공단이 고지혈증약을 처방받은 사람을 제외한 총 68만 7,400여 건의 데이터를 분석한 결과 50세 이전의 LDL콜레스테롤 수치는 남성이 조금 더 높았지만, 50세를 기점으로 여성이 더 높아진다. 여성의 경우 여성호르몬이 HDL콜레스테롤을 증가시키는 역할을 하다가 폐경기 전후로 분비가 줄어들면서 HDL콜레스테롤은 감소하고 LDL콜레스테롤은 늘어나기 때문이다.

여성의 경우 월경 주기에 따라서도 콜레스테롤 수치가 큰 폭으로 변화한다. 미국국립보건원(NIH)이 18~44세 여성 260여 명을 대상으로 월경 주기에 걸쳐 콜레스테롤 수치를 확인한 결과 변화폭이 무려 20%나 된다는 사실이 증명됐다.

계절도 영향을 미친다. 브라질에서 22만 7,000여 명을 대상으로 조사한 바에

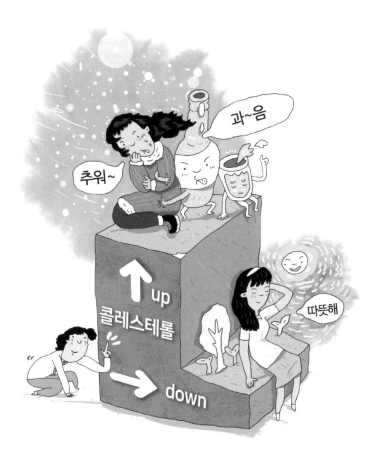

콜레스테롤 수치를 높이는 요인은 다양하다.
특히 과음＋여성＋갱년기＋추운 날씨＋월경 주기 등 여러 요인들이 겹치면
콜레스테롤 수치가 정상치보다 더 높게 나올 수 있다.
하지만 여성이 술을 끊고 여름철에, 그리고 월경 기간이 아닐 때 검사를 하면 정상 수치를 보일 수도 있다.

의하면, 겨울철에는 LDL콜레스테롤이 약 7mg/dL 더 높아지고 그 결과 고지혈증 유병률도 8% 늘어났다. 반면에 여름에는 HDL콜레스테롤 수치가 평균 9% 정도 더 높아졌다. 이러한 계절적 요인은 겨울에 지방을 포함한 칼로리 섭취량이 늘어나고 운동량이 줄어들기 때문인 것으로 풀이된다.

이제까지 살펴본 바와 같이 콜레스테롤 수치를 높이는 요인을 단 하나로 특정하는 것은 불가능하다. 그리고 콜레스테롤 수치가 이렇게 다양한 요인에 의해서 변화된다는 점은 우리가 수치에 지나치게 민감할 필요가 없다는 사실을 다시 한번 보여준다. 예를 들어 음주, 여성, 갱년기, 겨울철 측정, 월경 주기라는 요인들이 겹치면 정상치보다 훨씬 더 높은 콜레스테롤 수치가 나올 수 있기 때문이다. 만약 이런 조건에서 검사를 받으면 여지없이 '계속해서 약을 먹어야 하는 고지혈증 환자'가 되어버리고 만다. 하지만 '음주를 중단한 여성이 여름철에, 그리고 월경 기간이 아닐 때' 검사를 하면 수치가 완전히 정상으로 되돌아올 수도 있다. 그러니 콜레스테롤 수치를 볼 때는 반드시 이러한 외적 요인을 함께 고려하길 바란다.

콜레스테롤 관리에서
가장 신경 써야 할 것은 '중성지방'

중성지방은 활동에 필요한 에너지원으로 쓰이는 지방으로, 세포 안에 저장된다. 과도하면 내장지방 혹은 피하지방의 형태로 몸에 저장되는데, 이것은 우리가 '체지방'이라고 부르는 것으로 복부비만을 유발한다. 원래 중성지방은 인류가 생존을 위해 만들어 놓은 일종의 저장용 에너지다. 심장 근육은 주로 지방산을 에너지로 활용하기에 중성지방이 부족하면 생명활동에 심각한 위협을 받게 되는데, 이런 비상 상황에 대비해 중성지방이 존재하는 것이다. 중성지방은 1g당 약 9kcal의 열량을 만들어 체온을 유지하며, 각종 장기를 보호하는 쿠션 역할도 한다. 그러나 중성지방이 과도하면 혈중 콜레스테롤 수치를 높이고 비만과 지방간 등 각종 질병의 원인이 된다. 중성지방 자체는 혈관에 달라붙지 않지만 연쇄적으로 콜레스테롤 수치를 높이는 역할을 하기 때문이다. 중성지방이 높을 때에는 심한 경우 정상인의 50배, 100배에 이르는 경우도 있다.

넘쳐나는 중성지방을 줄이기 위해서는 무엇보다 음식 섭취에 주의를 기울여야 한다. 만약 식사를 통해 100의 지방을 섭취한다면, 그중 95는 중성지방이다. 따라서 기름진 음식과 함께 하는 고탄수화물 위주의 식사나. 술과 함께 음식을 먹거나, 입맛을 자극하는 배달음식을 먹을 때는 특히 양 조절에 주의해야 한다.

중성지방은 나이가 들수록 더 조심해야 한다. 2017년 가톨릭대학교에서 조사한 바에 의하면, 중성지방 수치가 높은 중년일수록 우울증 빈도는 2.2배 늘어나고, 자살 사고는 무려 3.7배가 늘어났다.

특이한 점은 한국인의 중성지방 수치가 다른 인종보다 높다는 점이다. 미국의 한 학술지에 따르면 한국인은 서양인에 비해 약 30% 이상 중성지방 수치가 높은 것으로 나타났다. 이는 탄수화물의 과도한 섭취는 물론, 유전적인 영향도 있는 것으로 보인다.

건강한 중성지방 수치는 식후 200mg/dL 미만이며, 공복 시 150mg/dL 미만이다.

PART 2

고지혈증 치료제
'스타틴'의 두 얼굴

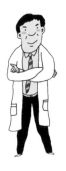

고지혈증약의 핵심은 스타틴(statin)이라는 성분이다.
1977년 최초로 사람을 대상으로 임상실험이 진행됐고,
이후 중단과 재개발의 역사를 거치면서 1987년 미국에서 만들어진
'로바스타틴(Lovastatin)'이 최초로 미국식품의약국(FDA)의 승인을 받았다.
스타틴은 사용 초창기만 해도 여러 부작용이 있다는 이유로
각광을 받지 못했지만 이후 긍정적인 연구 결과가 속속 발표되면서
오늘날 전 세계에서 가장 많이 팔리는 약물이 됐다.
그러나 이 약물은 여전히 많은 부작용을 일으키고 있으며,
의료계와 미국 제약사들은 계속해서 고지혈증 환자들을 '창조'해내면서
엄청난 경제적인 이익을 얻고 있다.
약물부작용을 비롯해 스타틴의 실체를 제대로 아는 것은
약물 없이 고지혈증을 이겨내는 데 큰 힘이 되어줄 것이다.

01

서양의학은 어떻게
질병을 '창조'하는가?

의술로 병을 고치는 것, 즉 의료도 산업이다. 그것도 '거대한 산업'이다. 의료를 비롯해 이 세상에 존재하는 모든 산업에는 한 가지 공통점이 있다. 끊임없이 새로운 수요를 창출하고 더 많은 돈을 벌어들이기를 원한다는 점이다. 그래서 스타틴이 치료 효과가 없고 약물부작용이 심각한데도 불구하고 전 세계적인 약물이 된 것이다.

인위적 질병 창조로 커가는 의료산업

미국은 전 세계에서 가장 큰 의료 시장으로, 그 규모가 계속해서 늘어나고 있다. 2위인 중국에 비해 3.5배나 크고, 3위인 일본에 비하면 6배나 크다.

미국 제약사들이 세계에서 처방하는 약품의 규모 역시 어마어마하다. 미국 인구는 전 세계 인구의 5% 미만이지만, 전 세계 약품 시장의 50%를 차지하고 있다. 세계에서 가장 규모가 큰 제약사들의 본고장이 미국이기도 하다.

의료산업계에서 오가는 공공연한 말 중에 '새로운 질병을 만들어 매출 규모를 늘려야 한다'가 있다. 이 말은 자동차 업계의 '새로운 전기차 기술을 개발해 매출 규모를 늘려야 한다'나, 식품 업계의 '새로운 메뉴를 개발해서 매출 규모를 늘려야 한다'는 말과 맥락이 같다. 물론 환자와 그 가족이라면 "그래도 의학자들이 일부러 질병을 만들어내거나 창조한다는 것이 말이 되느냐?"라는 도덕적인 질문을 할 수도 있다. 하지만 의료산업계 종사자들에게 '의료'는 곧 돈이고 생계수단이며, 투자자들에 대한 보답이다. 고지혈증이라는 질병도 이런 의료산업의 논리에 의해 기준 범위가 점점 늘어나는 바람에 멀쩡하던 사람이 하루아침에 고지혈증 환자로 진단받는 일이 비일비재하다.

그렇다면 미국의 의료산업은 어떤 방식으로 새로운 질병을 '창조'할까?

2022년 6월, 영국 국가보건서비스(NHS) 병원의 의사로 다년간 근무했으며, 아일랜드의 코크대학병원의 교수이면서 블레이니상과 RGG 배리상 등을 받은 저명한 의학자 셰이머스 오마호니(Seamus O'Mahony)는 저서 《병든 의료(원제: Can Medicine Be Cured?)》에서 '비셀리악 글루텐 과민증'이라는 가짜 질병이 어떻게 탄생했는지를 생생하게 그리고 있다.

우선 셀리악병(Celiac disease)에 대해 설명하면, 글루텐에 대한 감수성이 증가해서 나타나는 알레르기질환이다. 글루텐은 보리, 밀 등 곡류에 존재하는 불용성 단백질로, 빵을 쫄깃하게 만드는 성분이다. 셀리악병은 자가면역질환으로, 유전 가능성이 높다. 그래서 셀리악병 환자가 글루텐이 함유된 빵을 많이 그리고 자주 먹으면 알레르기가 발생하고 복통, 설사, 식욕부진, 천식, 비염, 두통 등이 유발된다. 그런데 셀리악병이 없는 사람도 글루텐이 함유된 식품을 먹으면 설사나 체중 감소, 빈혈 등이 나타날 수 있다. 이런 경우는 대체로 스트레스로 인한 과민대장 증상이라 그 식품을 먹지 않으면 자연스럽게 증상이 사라지곤 한다.

그런데 2011년 셀리악병 연구자들이 모여서 회의한 결과 '비(非)셀리악 글루텐 과민증'이라는 병명이 새로 생겨났다. 이 말을 풀어보면 '셀리악병이 아니면서도 글루텐에 과민증을 보이는 질병'이라는 의미이다. 수년 뒤 다시 전문가들이 모여 합의문을 발표하면서 그 병명은 공식화됐다. 글루텐 섭취만 피하면 아무 일도 일어나지 않는데, 굳이 이런 병명을 만들어야 했을까?

이 병명은 다시 보면 참으로 작위적이다. 예를 들면 '관절염은 아니지만 관절염과 비슷한 질병', '암은 아니지만 암과 비슷한 질병'과 같은 애매모호한 정의이기 때문이다. 게다가 글루텐을 피하면 증상이 생기지 않거나 자연스럽게 낫는다는 점을 생각하면 억지로 질병을 만들었다고 의심하지 않을 수 없다.

돈으로 결탁한 의료계와 식품회사

이러한 질병이 탄생되기까지 매우 중요한 역할을 한 곳이 '글루텐 프리'를

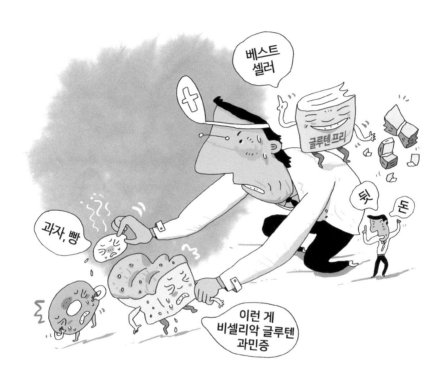

'비(非)셀리악 글루텐 과민증'은 '셀리악병이 아니지만
글루텐에 과민증을 보이는 질병'을 의미한다. 참으로 애매모호한 병명이다.
이런 병명이 나오게 된 배경에는 '돈'이 있다.

주장하는 식품회사 '닥터셰어(Dr. Schär, www.schaer.com)'다. 이 회사는 '우리는 특별한 영양이 필요한 사람들의 삶을 개선한다'를 모토로 내세우며 주로 글루텐이 들어가지 않은 빵, 쿠키, 스파게티, 시리얼, 도넛을 판매한다. 이런 회사라면 '글루텐이 질병을 유발한다'는 의학자들의 결론을 무척 반길 만하다.

결국 닥터셰어는 의사와 전문가들이 '비(非)셀리악 글루텐 과민증'이라는 병명을 창조해내는 과정에서 많은 돈을 후원했고, 결국 의사와 전문가들은 이 회사의 의도에 걸맞은 질병을 만들어냈다고 볼 수 있다. 이후 글루텐 프리와 관련된 사업에 연관된 의사가 책을 써서 베스트셀러가 됐고, 이후 '글루텐 프리' 식품을 만드는 회사들은 엄청나게 돈을 벌었다. 그리고 사람들은 빵을 먹은 뒤에 약간의 이상증상이 나타나면 '비셀리악 글루텐 과민증인가?'라고 의심했고, 실제로 의사들은 '비셀리악 글루텐 과민증'이라고 진단 내렸다. 그렇게 사람들은 자연스럽게 '글루텐 프리' 식품을 선호하게 되었다. 결국 막대한 이익이 식품회사로 돌아가고 그중 일부가 의사와 전문가들에게 지원되면서 하나의 거대한 카르텔이 형성된 것이다.

어쩌면 우리는 이러한 질병의 창조에 대해서 분개하고 저항하기보다는 그냥 받아들여야 할지도 모른다. 더 많은 약제 처방으로 인한 수익, 새로운 병명과 진단 기준으로 늘어난 유병 인구의 영향으로 돈을 버는 식품회사의 생리는 시장경제에서 자연스러운 일일 수 있기 때문이다. 그렇다면 이런 상황에서 가장 중요한 것은 무엇일까? 보여지는 것 이면의 현상을 인식하고 때로는 의심하며, 정확한 근거를 토대로 거부할 줄 아는 의료 소비자로서의 지혜가 아닐까.

02

스타틴의 약효에 대한
반전의 연구 결과

이제부터는 지혜로운 시선으로 고지혈증과 스타틴이 어떻게 서양의학에 의해 키워지고 확산되어 지금의 거대한 '스타틴 제국'이 되었는지를 살펴보자.

고지혈증을 비롯해 각종 심혈관질환 약물을 처방받는 사람이라면 스타틴이라는 이름을 모를 수가 없다. 30여 년 전에 개발된 이후 오늘날까지도 전 세계적으로 가장 많이 처방되는 약물이기 때문이다.

그런데 스타틴은 유명세만큼이나 논란도 많다. 상상도 할 수 없는 부작용이 있는가 하면, 스타틴을 복용한 지 얼마되지 않아 사망한 경우도 있기 때문이다. 최근에는 '거의 효험이 없다'는 연구 결과가 세계적 권위를 인정받은 학술지에 실렸다. 이 정도면 스타틴을 본격적으로 의심하면서 '왜 스타틴이 전 세계적으로 유명해지고 많이 처방되었는가?'에 대해 의문을 갖지 않을 수 없다.

유명 학술지에서 증명된 결론, '효험 없음'

영국의 일반내과 의사 말콤 켄드릭(Malcolm Kendrick)이 이런 말을 했다.

> 스타틴이 [심장질환의] 치료에 도움이 된다는 주장은 콜레스테롤 가설
> (cholesterol hypothesis)을 빙자한, 의료 역사상 가장 규모가 큰 사기이다.

그는 심장에 관한 수많은 연구 결과를 유명 학술지에 발표한 전문의로, 유럽연합 집행위원회와 함께 관련 교육 활동에도 힘쓰고 있다. 이렇게 서양의학계에서 큰 역할을 해온 그가 스타틴을 '대규모 사기'라고 규정하다니, 충격적인일이 아닐 수 없다. 그의 말에서 특히 주목해야 할 단어는 '가설'이다. 가설이란 아직 완전히 과학적으로 증명되지 않은 주장을 말한다. 완전히 증명된 주장에 대해서는 가설이라는 말을 붙이지 않는다. '지구가 태양 주위를 돈다'는 지동설은 한때 가설이었지만 지금은 그 누구도 가설이라고 말하지 않는 것처럼말이다. 즉 말콤 켄드릭이 '가설'이라는 단어를 쓴 것은, 콜레스테롤에 관한 일부 서양의학자들의 주장이 완전히 증명되지 않았음을 의미한다.

2022년 3월에는 스타틴의 심뇌혈관질환 예방 효과가 저조하다는 연구 결과가 발표되어 파장이 일었다. 이 연구를 진행한 사람은 아일랜드 RCSI 의과대학의 수장 스미스(Susan Smith) 교수 연구팀이었다. 그들은 21개의 무작위 대조 임상시험을 분석해 LDL콜레스테롤의 감소와 스타틴 요법의 효용성을 분석했다. 그 결과 스타틴 요법을 지속했음에도 불구하고 사망 위험성이 낮아진 경우는

0.8%에 그쳤다. 또 스타틴이 강력한 예방 효과를 낼 것이라고 기대했던 심근경색도 사망률 감소율이 1.3%에 그쳤고, 뇌졸중으로 인한 사망률 감소 효과 역시 0.4%에 불과했다. 수잔 박사는 연구 결과에 대해서 이렇게 설명했다.

과거의 연구 대부분은 LDL콜레스테롤 수치를 낮추기 위해 스타틴 요법을 활용하는 것이 심뇌혈관질환 예방에 도움이 된다고 권고하고 있다. 하지만 이번 연구를 통해 그런 효과가 생각만큼 강력하지 않다는 사실이 규명됐다. (중략) 결국 스타틴을 처방해도 심근경색과 뇌졸중 발병률은 물론 사망률에도 결정적인 영향을 주지 않는다. 이를 기반으로 현재의 가이드라인이나 지침 등을 바꿀 필요가 있다.

심지어 스타틴을 복용한 환자 그룹의 사망률이 더 높다는 연구 결과까지 발표되고 있다. 2017년 7월 세계적으로 권위 있는 학술지 〈미국의사협회지(JAMA)〉에 발표된 한 논문은 고혈압이나 고지혈증이 심각하지 않은 65세 이상 노인 2,867명을 대상으로 연구한 내용을 담고 있다. 이 연구는 참여자들 중 1,400명에게는 운동요법과 식이요법으로 질환을 관리하도록 했으며, 나머지 1,467명에게는 스타틴을 투여했다. 그 결과 스타틴을 복용한 그룹과 그렇지 않은 그룹의 심장발작 빈도는 별 차이가 없었다. 이 말은 스타틴이 거의 치료 효과가 없다는 의미나 다름없다.

스타틴은 고지혈증 환자를 구원하지 못한다

2016년에는 이스라엘 텔아비브 크라리트 연구소에서 스타틴 계열의 약물을 처방받은 심장질환 환자 3만 2,000명을 추적 조사한 결과 스타틴의 복용이 기대한 만큼의 효과가 없는 것으로 나타났다. 연구소 측은 이렇게 강조했다.

> 이번 연구로 심장질환의 발병률을 낮추기 위해 영국 내 700만 명 정도가 복용하는 고지혈증 치료제의 효능에 대한 논란이 재점화됐다. 콜레스테롤 수치가 위험 수준이 아니면서 심장에 문제가 없는 사람의 경우 스타틴 복용에 좀 더 신중해야 한다.

세계적인 공인 학술지 〈영국의학저널(BMJ)〉에도 비슷한 결론의 논문이 게재됐다. 2016년에 실린 이 논문은 전 세계 17개국 대학의 심장병 전문의 및 학회, 의과대학이 공동으로 연구한 내용으로 '60대 이상에서 LDL콜레스테롤 수치와 심장질환으로 인한 사망 사이에는 아무런 연관성이 없다'는 결과를 담고 있다. 스타틴이 그 어떤 효과를 발휘하지 못한다는 이야기다.

국내의 고지혈증 환자는 무려 1,100만 명이 넘는다. 이들 중 거의 대부분이 직접적으로 스타틴을 처방받거나, 혹은 스타틴 계열의 약물을 처방받고 있다. 이런 상황에서 스타틴이 효과가 없다는 내용을 담은 논문이 세계적으로 인정받는 것은 한마디로 허탈한 일이다. 스타틴이 고지혈증 환자를 구원할 수 있다는 믿음을 깨야 할 때가 온 것이다.

03

'스타틴 제국'을
만들기 위한 갖은 전략들

　서양의학의 약물 판매 전략은 두 가지로 요약될 수 있다. 첫째는 노화 과정에서 생기는 자연스러운 증상을 '질병'으로 규정하는 것이고, 둘째는 매우 유동적이며 가볍게 지나갈 수 있는 증상이나 생활습관으로 바로잡을 수 있는 증상을 사람들로 하여금 '심각하게' 받아들이게 하는 것이다. 이 두 가지 전략은 사람들을 약물에 의존하게 만드는 '마법'이라고 해도 과언이 아니다.

　그러나 약물 의존 전략은 옳은 치료법이 아니다. 예를 들어 노년이 되면 자연스럽게 혈압과 혈당이 높아질 수 있는데 나이를 무시하고 수치만으로 고혈압, 당뇨병으로 규정하여 평생 약물을 먹이는 것은 과잉 진단 및 처방 그 자체다. 며칠 쉬면 나을 수 있는 감기를 빨리 낫게 하겠다고 '감기약'을 처방하는 것도 바람직한 방법은 아니다. 사실 감기약은 열을 내리거나 콧물을 멈추는 등 증상을 가볍게 할 뿐 감기의 근본 치료와는 무관하다. 하지만 미디어에서 이러한 약물의 필요성을 반복적으로 말하면 사람들은 증상이 나타나는 순간 마법에 걸린 듯 병원이나 약국으로 달려가 돈을 쓸 수밖에 없다.

이러한 마케팅 전략은 미국 제약업계의 성공 비즈니스 모델이 되었다고 봐도 무방하다.

기준 수치의 변화로 점점 늘어나는 환자들

제약업계의 마케팅 전략은 콜레스테롤 수치와도 밀접히 연결되어 있다. 미국 자연의학 특화 대학인 바스터대학교의 마이클 머레이(Michael Murray) 교수는 콜레스테롤 수치에 대해 이렇게 폭로했다.

콜레스테롤 수치는 제약사가 쳐놓은 덫이다.

제약사와 결탁한 의사들이 콜레스테롤의 기준 수치를 점점 늘려서 더 많은 사람들을 고지혈증 환자로 만들고 있다는 뜻이다.

현재 전 세계적으로 가장 많이 처방되는 약물이며, 상업적으로는 이미 블록버스터급 지위를 차지하고 있다고 평가받는 약물이 바로 고지혈증약인 스타틴 계열의 약물이다. 화이자사의 '리피토(Lipito. 성분명: 아토르바스타틴)'는 1996년부터 2013년까지 8년간 무려 127조 원어치가 판매됐다. 1년에 약 16조 원어치를 판 셈이다. 이렇게 매출 규모가 커진 데는 고지혈증의 기준 수치가 점차 확대된 영향이 크다.

스타틴이 처음 만들어진 것은 1987년경이었다. 당시 미국에서 콜레스테롤 수치가 높아 이 약을 처방받는 사람은 1,300만 명 수준이었다. 그러나 해마다 환자들이 늘어 약 8배인 1억 명까지 늘어났다.

2004년 이전까지만 해도 미국에서는 LDL콜레스테롤 수치가 100㎎/dL 이하로 유지되면 충분하다고 판단했고 이를 의료 현장에 적용했다. 그런데 2004년 미국심장협회(AHA)가 새로운 가이드라인을 발표하면서 기준 수치를 70㎎/dL 이하로 낮출 것을 제시했다. 그러자 무려 3,600만~5,000만 명이 새롭게 고지혈증 환자로 분류되었다.

미국 질병관리센터(CDC) 산하 국립보건통계센터(NCHS)가 작성한 '2010년 미국 보건통계'에 따르면, 스타틴을 처방받는 사람은 계속해서 늘어나 2010년경엔 이미 미국 45세 성인 중 25%가 스타틴을 처방받았다. 그 이후로도 스타틴 처방 건수는 계속 늘어났다. 하지만 이는 실제 환자들이 늘어서가 아니라, 미국 콜레스테롤 관리 가이드라인이 변경되었기 때문이었다. 이렇게 처방에 관한 가이드라인이 변경될 때마다 스타틴을 처방받는 사람들은 늘어났다.

스타틴이 처음 미국식품의약국(FDA)으로부터 승인받은 용도는 '2차 예방용'이었다. 이 말은 스타틴의 목표가 '심근경색 병력이 있는 고콜레스테롤 환자의 심근경색과 뇌졸중 예방'이었다는 의미다. 그런데 추후에 경미한 증상에 사용할 수 있는 '1차 예방용'으로 변화되었다. 그렇게 하면 당연히 처방 범위가 늘어나고 제약사는 더 많은 수익을 얻을 수밖에 없다. 물론 여기에 대한 비판도 여전하다. 전문가들은 스타틴이 1차 예방용으로 사용된다고 하더라도 사망의 위험성을 낮추지 못하기에, 비교적 건강한 사람을 대상으로 이런 약물이 사용되는 것은 임상적·윤리적·상업적으로 의문이라고 반발한다. 게다가 스타틴 처방률이 높음에도 불구하고 여전히 미국인 최대의 사망 원인은 심장질환이다. 다음은 2019년 미국의 사망 원인이다.

- 1위 : 심장질환 (65만 명)

- 2위 : 암 (59만 명)

- 3위 : 우발적 부상 (17만 3,000명)

- 4위 : 만성 하부 호흡기질환 (15만 6,000명)

- 5위 : 뇌졸중 (15만 명)

1위인 심장질환과 5위인 뇌졸중은 혈관 질환이며 둘을 합치면 80만 명이라는 압도적인 숫자가 된다. 이러한 수치를 보면 스타틴의 효과에 대해 심각하게 의문을 가질 수밖에 없다.

합법으로 인정받는 제약사의 비용 지원

중요한 점은 스타틴의 처방 지침을 작성하는 전문가들이 제약사의 연구원이나 컨설턴트라는 점이다. 심지어 미국 정부 자문위원 9명 중 6명이 스타틴을 만드는 거대 제약사로부터 보조금을 받거나 자문료 혹은 강연료를 받는 일도 있었다. 어떤 전문가는 최소 3~4개의 제약사로부터 돈을 받았다. 레이 모이니헌(Ray Moynihan)은 저서《실병 판매학(원제: Selling Sickness)》에 이렇게 썼다.

지금 미국에서는 의학 연구자의 60%로 추정되는 인원이 사적인 출처로부터 자금을 지원받고 있는데, 그 출처가 주로 제약사이다. (중략) 이들의 연구에서 밝혀진 결과는 매년 제약사에 의해 후원되는 30만 건 이상의 과학 관련 학회나 행사 및 회의에서 논의되고 유포되며, 종종 미국심장협회와 같은 의학 단체에 의해 발표된다. 그런데 이들 중 일부 단체가 제약사의 후원을 받는다. 이러한 먹이사슬 꼭대기에 있는 존재가 소위 '오피니언 리더급' 의사들이다. 그들은 미국 내 주요 대학병원 교수들로, 가이드라인을 정하고 연구를 지휘하고 학회에서 동료들을 교육하는 것은 물론 제약사의 광고 문구를 학술적으로 뒷받침하는 논문들을 의학 저널에 발표한다.

이 책이 발행된 시기는 2006년이다. 그렇다면 지금은 어떨까? 최근에는 좀 변하지 않았을까? 안타깝게도, 지금도 상황은 여전하다.

미국 마운트 사이나이 병원은 1852년에 설립된, 미국에서 역사가 가장 오래 된 병원으로 '뉴욕 최고의 병원'이라는 명성이 자자하다. 2020년에 이 병원의 연구팀은 제약사를 포함한 의료산업계가 2014~2018년 의료진(의사 · 약사 · 간호사 등) 87만 8,308명에게 지급한 금액을 검토한 결과를 발표했다. 그 내용을 보면 미국 의료진은 4,980만 회에 걸쳐서 총 93억 달러(한화 10조 3,788억 원)라는 엄청난 금액을 지원받았다. 여기에는 식음료비, 선물비, 숙박비, 유흥비까지 다양한 비용이 포함되었다.

이 정도면 한국에서는 뇌물 취급을 받으며 사회적 질타를 피하기 어렵지만 미국에서는 비용 공개만 하면 합법이다. 그러나 비용 지급의 대가는 무시하기 힘들다. 지원금을 가장 많이 지불한 제약사의 의료기기가 사용될 확률이 매우 높다. 실제로 부정맥 의료기기의 경우 39~55%의 의사들이 자신에게 가장 많은 비용을 지원한 회사의 제품을 사용하는 것으로 나타났다.

범칙금 정도는 아랑곳하지 않는 제약사들

이들 제약사의 활약은 단순히 합법적인 선에 머물지 않는다. 그들은 더 나아가 명백하게 불법으로 규정된 뇌물과 리베이트 제공에까지 손을 뻗고 있으며 불법적인 마케팅까지 하고 있다. 충격적인 사실은, 이런 제약사들 중 스타틴 계열의 약물을 판매하는 회사가 다수라는 것이다.

2020년 미국 노스캐롤라이나대학교는 대형 글로벌 제약사의 범법 행위와 이에 따른 벌금 합의 등의 재정적 처벌을 조사한 결과를 발표했다(73쪽 표 참조). 이 제약사들은 스타틴이 중심이 되는 고지혈증 제약 사업에 참여하고 있다. 물론 이들 제약사에서 고지혈증약만 만드는 것이 아니기 때문에 범칙금이 모두 고지혈증약과 관련된 것이라고 보기는 힘들다. 하지만 고지혈증약이 전 세계에서 가장 많이 판매되고 있다는 사실을 생각하면 그리 어렵지 않게 범칙금의 상당수가 고지혈증약 관련 불법 마케팅에 사용되었음을 예상할 수 있다.

■ ■ 미국 글로벌 제약사의 범칙금 순위 (2020년 발표)

순위	제약사	범법 횟수	총 범칙금 (한화)
1	글락소스미스클라인	27건	10조 7,000억 원
2	화이자	18건	3조 2,000억 원
3	존슨앤드존슨	15건	2조 9,000억 원
4	애보트	11건	2조 8,000억 원
5	머크	11건	2조 3,000억 원

더 중요한 사실은, 범칙금이 그들에게는 그리 크지 않은 금액이라는 점이다. 예를 들어 화이자는 스타틴 계열의 약물 리피토를 1년에 16조 원 정도 판매하고 3조 원에 달하는 범칙금을 지불하는 것으로 알려져 있다. 이들에게 범칙금 3조 원은 16조 원에 비하면 불법 마케팅을 멈출 만한 금액이 아니며, 앞으로 불법 마케팅을 더 저질러도 충분히 감당되는 금액이다.

고지혈증약 스타틴은 마이클 머레이 교수의 말처럼 하나의 '덫'으로 작용하고 있다. 그래서 우리는 나이가 든다는 이유만으로, 일시적으로 콜레스테롤 수치가 높다는 이유만으로, 더 심한 경우는 처방 기준이 변했다는 이유만으로 고지혈증 환자가 되어 스타틴을 처방받고 있다.

우리나라 의료계에서도 시도되는
기준 수치의 변화

기준 수치를 변경해서 환자를 더 늘리는 방법은 미국만의 문제가 아니다. 우리나라도 결코 이 부분에서 자유로울 수 없다. 2022년 4월, 국내 이상지질혈증(고지혈증) 진료 지침이 4년 만에 개정됐다. 핵심은 LDL콜레스테롤 치료 목표를 기존의 70mg/dL보다 낮은 55mg/dL로 권고했다는 것이다. 또 뇌졸중의 일부 고위험군에서는 선택적으로 LDL 콜레스테롤 목표치를 더 낮추는 것을 고려할 수 있게 됐다.

물론 이렇게 기준 수치를 변화시키는 것에 대해 의료계는 '더 많은 환자들의 사망 위험성을 사전에 낮추고 치료 효과를 높이기 위한 조치'라는 명분을 내세운다. 그러나 이 조치는 '더 많은 스타틴 약물을 처방할 수 있게 하고, 이로써 병원과 제약사의 수익을 늘리기 위한 조치'와 다를 바 없다. 또 우리나라 의료계에서는 여전히 제약사 리베이트 사건이 많이 발생한다. 2022년 9월에만 해도 국내 모 탐사 보도 프로그램이 모 제약사에 근무했던 내부 제보자의 문건과 녹취록을 근거로 제약사가 약값의 20%를 의사에게 리베이트로 제공했다는 사실을 폭로해 큰 파장이 일었다. 또한 2017년 리베이트와 관련된 처분 건수는 11건이었지만 2021년에는 27건으로 늘어났다. 해가 갈수록 제약사의 리베이트는 늘어나는 셈이다.

물론 처방을 위한 콜레스테롤의 기준 수치 변화가 이런 리베이트와 관련이 있다고 단정할 수는 없다. 그러나 여전히 의료계에 이런 '악의 고리'가 존재하는 상황에서 의심의 눈초리를 거둘 수 없는 것도 현실이다.

04
고지혈증약은
치료제가 아닌 질병 유발제

　세상의 어떤 화학약물이든 부작용은 있기 마련이다. 고지혈증약도 마찬가지다. 문제는, 약물부작용이 우리가 생각하는 것보다 심각하다는 점이다.

　특히 고지혈증약은 전 세계에서 가장 많이 처방되는 약물 중 하나인 만큼 부작용으로 고통받는 사람도 많다. 최근에 보고된 것만 해도 스타틴 복용자의 3분의 1 정도가 근육병증을 겪고 있으며 이외에 간 손상, 고혈당증, 두통, 현기증, 메스꺼움, 피로, 혈소판 감소, 수면장애 등을 겪고 있다고 한다. 물론 서양의학계에서는 스타틴 복용을 중단하면 부작용이 사라진다'고 말하지만, 대체로 의사들은 스타틴을 평생 복용할 것을 권고하고 있다. 이 말은 곧 약물을 복용하는 동안에는 어쩔 수 없이 일시적이거나 영구적인 부작용에 시달린다는 의미이다.

　고지혈증약의 부작용과 관련해서 분명히 해둘 것이 있다. 고지혈증약의 궁정적인 영향도 평가되어야 하겠지만, 그렇다고 해서 부작용을 외면해서는 안된다는 점이다. 2015년 미국 사우스플로리다대학교 분자약리학과 데이비드 다이아몬드(David Diamond) 교수는 학술지 〈임상약리학 전문가 리뷰(Expert Review of Clinical Pharmacology)〉에 논문을 게재하면서 이렇게 서술했다.

> 고지혈증 치료에 널리 쓰이는 스타틴 계열의 콜레스테롤 저하제는 심혈관 질환에 대한 위험성 감소 효과가 지나치게 과장된 반면 부작용은 외면되고 있다.

그런 점에서 스타틴의 부작용을 살펴보는 것은 우리 건강을 위해 매우 의미 있는 일이다.

근육 약화, 신경병증, 기억 상실… 약물부작용은 셀 수 없이 많다

고지혈증약의 부작용 중에서 가장 많이 알려진 것이 근육병증과 근육 약화이다. 심각할 경우에는 횡문근융해증(Rhabdomyolysis)이 발생할 수도 있다. 이 질환은 외상, 운동, 수술 등으로 인해 근육에 에너지 공급이 충분하지 않을 때 발병한다. 근세포의 독성이 혈류 속으로 유입되어 다양한 증상을 불러일으키는데, 때로는 신장 기능의 마비 같은 치명적인 증상을 만들어낸다. 고령자나 체구가 작은 여성, 갑상샘기능저하증 환자, 신부전이나 폐쇄성 간질환 환자,

비타민D가 부족한 사람에게서 나타날 수 있다.

일반적인 근육 손상의 경우 고지혈증약 복용자 중 5~10%에서 나타난다. 이는 해당 약물이 근육 독성을 유발하는 물질을 증가시키기 때문인 것으로 알려져 있다. 이때 나타나는 증상을 일상적인 활동에서 오는 근육통과 오해해서는 안 된다.

고지혈증약은 또한 다발성 신경병증을 유발할 가능성도 있다. 이 병은 말초신경이 손상되어 발생하는 다양한 신경학적 장애를 말한다. 감각을 둔화시키고 통증을 유발하는 것은 물론 손발 저림 증상도 나타난다. 일반적으로는 알코올중독, 영양결핍, 신부전이나 간부전으로 인해 발생하지만, 항암제와 약물 같은 독성물질에 의해서도 발생한다. 과거 덴마크에서 실시된 대규모 연구에서는 특발성 다발성 신경병증 사례 166명 중 50%에 해당하는 환자들이 스타틴의 투여와 매우 뚜렷한 관련성 혹은 가능성이 있는 것으로 나타났다.

고지혈증약의 부작용으로 유명한 사례는 미국 공군의 외과의사이자 우주비행사이고 NASA(미항공우주국) 과학자인 던 그라블린(Duane Graveline) 박사의 사례다. 그는 고지혈증약을 딱 한 번 복용했지만 기억상실로 인해 병원에 실려갔다. 담당의사는 '우연의 일치'라고 했지만, 1년 뒤에 다시 고지혈증약을 복용했더니 기억상실이 반복됐다. 우연의 일치로 치부하기 힘든 일이다. 이후 그는 급격하게 늙어갔고, 근육이 약화됐으며, 평형감각조차 무뎌졌다.

'드러그 머거' 현상도 조심해야

고지혈증약은 치매와도 관련이 있는 것으로 드러났다. 특히 '친유성 스타틴'으로 분류되는 약물들이 치매와 더 관련 있다는 연구 결과가 있다. 친유성 스타틴은 기름과 친화성이 있는 스타틴으로 심바스타틴(simvastatin), 아토르바스타틴(atorvastatin), 로바스타틴(lovastatin)이 속한다. 미국 UCLA대학교 연구팀의 연구에 의하면, 사고력과 기억력이 경미하게 손상된 300명의 노인들에게 친유성 스타틴을 사용한 결과 향후 8년간 치매에 걸릴 가능성이 더 높아졌다. 이들 중 24%에게서 치매가 발병한 반면, 스타틴을 사용하지 않은 노인들에서의 치매 발병률은 8%에 불과했다.

또한 자연치료의 권위자인 프랭크 살렌버거(Frank Shallenberger) 박사는 콜레스테롤 저하제와 치매의 관계를 밝힌 논문을 발표한 후 "즉시 콜레스테롤 저하제를 끊어야 한다"고 강조했다. 그러면서 "과거 수년간 의사들이 스타틴 계열 약물이 뇌에 미치는 심각한 부작용을 무시해왔다. 제약사들 스스로 약 설명서에 '콜레스테롤 저하제가 기억력 손상, 방향 상실, 혼돈을 가져온다'는 부작용을 기록한 사실을 상기하라"고 조언한다. 그는 약물 대신 식습관의 변화와 운동 등의 생활습관 개선이 콜레스테롤 저하에 더 효과적임을 강조했다.

드러그 머거(Drug Mugger. 약물 강도) 증상도 조심해야 한다. 이 증상은 특정한 약물을 먹으면 몸에 있는 이로운 영양 성분을 강도처럼 빼앗기는 현상을 의미한다. 특히 스타틴 계열의 약물은 코엔자임Q_{10}을 빼앗아간다. 코엔자임Q_{10}은 항산화제의 일종으로, 혈액을 통해 온몸을 돌아다니면서 영양분을 장기에 전

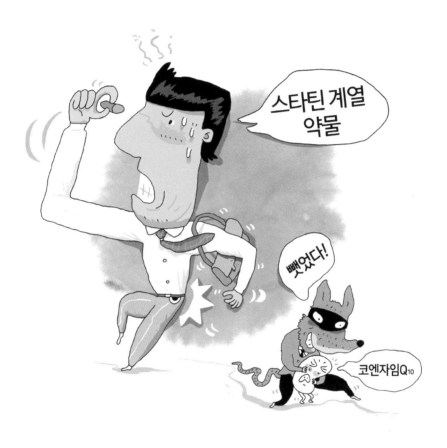

특정한 약물을 먹으면 몸에 있는 이로운 영양 성분을
강도처럼 빼앗기는 현상을 드러그 머거(Drug Mugger, 약물 강도)라고 한다.
고지혈증약인 스타틴 계열의 약물 역시 드러그 머거다.
온몸을 돌아다니면서 영양소를 장기에 전달하고 노폐물을 배출하는
항산화제인 코엔자임Q10을 빼앗아간다.

달하고 노폐물을 배출하는 역할을 한다. 그런데 코엔자임Q$_{10}$의 체내 합성 경로가 콜레스테롤과 동일해서 콜레스테롤 합성을 억제하는 약물을 먹으면 코엔자임Q$_{10}$의 체내 합성 역시 함께 억제된다. 이러한 사실은 실험에 의해서도 증명되었다. 미국 컬럼비아대학교 신경과 룬덱 교수는 스타틴 계열의 약물 '아토르바스타틴'을 매일 80mg씩 복용하는 환자 34명의 코엔자임Q$_{10}$ 체내 농도를 조사했다. 그 결과 원래 1.26㎍/mL였던 농도가 30일 후에 0.62㎍/mL로 뚝 떨어졌다. 거의 50%나 감소한 것이다. 미국 예일대학교의 조사에서도 16~54%까지 감소한다는 비슷한 결과가 나타났다. 특히 심장에 가장 많은 영향을 미쳐서 혈액을 내보내는 힘이 약해지고, 그 결과 혈액 순환이 원활하지 않게 되었다. 한마디로 심장의 기능 자체가 약화된 것이다.

인체에서 가장 중요한 키워드는 '조화와 균형'이다. 인체에 있는 100조 개의 세포는 조화를 통해 균형을 이루고, 함께 소통하면서 생명을 유지해나간다. 콜레스테롤 수치가 높더라도 HDL, LDL, 총콜레스테롤의 구성 비율이 1:4:5를 유지하면 문제가 되지 않는다. 바로 이런 조화와 균형을 인위적으로 조작하려는 인간의 시도가 약물이다. 고지혈증약의 위험성은 바로 여기에 있다. 약물을 통한 인위적인 인체 현상 조작은 일시적으로는 효과를 보일지 모르지만, 결국 인체의 조화와 균형을 깨뜨려서 건강에 해를 끼치게 된다.

자연 안에 해결 방법이 있음에도 불구하고 화학적으로 합성한 약물을 통해 해결하려는 행위는 건강해지기보다 약물부작용을 일으켜 오히려 건강을 악화시키는 결과를 불러올 수 있음을 잊지 말아야 한다.

05

약물의 원리를 알면
진실이 보인다

현대인에게 약물은 고통을 줄이고 증상을 일시적으로 완화시키기기도 하지만, 또 다른 면에서는 결국 고통을 늘리는 독이 되기도 한다. 일시적으로 사용하는 약물이라면 큰 문제가 없겠지만, 근본 원인은 방치한 채 장기간 약물 복용으로 증상만 가라앉히는 건 오히려 질병을 악화시키고 약물부작용에 시달리는 계기가 된다.

고지혈증을 치료해준다는 스타틴도 마찬가지다. 스타틴을 복용한 뒤로 콜레스테롤 수치가 좋아져서 치료가 된 것 같은 기분이 들겠지만, 사실 인위적으로 콜레스테롤 수치만 낮췄을 뿐 몸이 건강해졌다고는 할 수 없다.

의사들의 "스타틴이 콜레스테롤을 낮추고 고지혈증을 치료한다"는 말을 곧이곧대로 받아들이는 것도 위험하다. 이 말만 들으면 약물이 고지혈증을 치료해줄 것 같은 희망을 느낀다. 그런데 스타틴을 복용하고 나서 콜레스테롤 수치가 낮아져도 의사들은 약을 끊으라는 말을 웬만해서는 하지 않는다. 오히려 "방심하지 말고 약을 꾸준히 먹으라"고 말한다. 내성이나 중독성이 없다면서 말이다. 이 말에 약물을 계속 먹어야 하는 이유를 궁금해하는 사람도 있겠지만, 대부분의 환자들은 '스타틴이 나의 콜레스테롤 문제를 알아서 해결해주니 맘놓고 살면 되겠다'는 생각에 오히려 그전보다 운동을 게을리하거나 식생활에 소홀해진다. 그렇게 사람들은 약물의 덫, 스타틴의 덫에 걸리는 것이다.

다이어트약은 정말 비만을 치료해줄까?

스타틴에 대해 올바르게 판단하려면 스타틴이 체내에서 어떻게 작용하는지를 제대로 알아야 한다. 스타틴에 대해 알아보기 전에 잠시, 다이어트약에 대해 살펴보자. 다이어트약에 대해 이해하고 나면 '스타틴이 콜레스테롤을 낮추고 고지혈증을 치료한다'는 말이 얼마나 허무한 말인지를 정확하게 이해할 수 있을 것이다.

다이어트약. 이 말을 들으면 어떤 느낌이 드는가? 마치 다이어트가 저절로 될 것 같은가? 그런데 본질적으로 다이어트는 운동과 식이 조절을 통해 인체의 신진대사를 원활하게 하고, 지방이 축적되지 않는 생활습관을 통해 건강해지는 것을 말한다. 그렇다면 다이어트약이란 도대체 무엇일까?

사실 가장 흔하게 처방되는 다이어트약은 향정신성 의약품으로 분류되는

'식욕억제제'로, 체중 감량의 본질이 되는 운동에도 식사에도 관여하지 않는다. 이 약물을 섭취하면 뇌에서 배고픔을 덜 느끼고 포만감을 증진시키는 신경전달물질이 증가한다. 그러면 당연히 식욕이 생기지 않아 식사량이 줄어든다. 그렇게 해서 몸무게가 줄어들면 사람들은 '다이어트에 효과가 있다', '다이어트에 성공했다'며 기뻐한다.

그러나 다이어트약을 복용하는 순간 우리 몸은 뇌가 식욕을 못 느끼도록 자극받은 상태가 된다. 만약 약물을 중단하면 당연히 식욕이 되살아나고 다시 많은 양의 식사를 할 가능성이 높아져 결국 다이어트는 실패로 돌아간다. 이러한 약물은 잘만 이용하면 도움이 된다. 예를 들어 아주 급하게 일시적으로 몸무게를 줄여야 한다든지, 살찐 몸을 조금이라도 감춰야 하는 순간이 있다면 다이어트약을 이용하는 것이 의미가 있을 수 있다.

하지만 다이어트약을 장기적으로 이용하는 건 추천하지 않는다. 다이어트약은 다이어트에 성공할 수 없는 결정적인 함정을 가지고 있기 때문이다. 그 함정이란, 약물을 복용하는 과정에서 우리 몸에 치명적인 문제들이 생기는 것이다. 식욕억제제는 앞에서도 말했듯이 향정신성 의약품이기 때문에 중추신경계를 흥분시킨다. 그래서 처음에는 기분이 좋아지지만, 약효가 사라지면 우울감이나 무력감이 느껴지고 장운동을 떨어뜨려서 변비와 같은 부작용을 만든다.

이러한 과정을 두고 '다이어트가 성공했다'고 말할 수 있을까? 그리고 이러한 다이어트약을 믿고 다이어트에 대한 성공을 기대하는 게 올바른 비만 치료일까?

이제 스타틴과 고지혈증에 대해 생각해보자.

'수치'만 줄었을 뿐

앞에서 언급했듯 우리 몸은 콜레스테롤을 자체적으로 정밀하게 조율한다. 그것도 인체가 필요로 하는 양의 70~80%나 되는 많은 양을 말이다. 콜레스테롤 조율 과정에서 반드시 개입하는 것이 'HMG-CoA 환원효소'다. 이 환원효소는 인체에 꼭 필요한 효소로, HMG-CoA 환원효소로 인해 콜레스테롤이 합성되는 과정은 매우 합당하고 당연한 일이다. 그런데 스타틴은 HMG-CoA 환원효소의 작용을 억제함으로써 콜레스테롤 합성을 줄인다. 그래서 겉으로 드러나는 콜레스테롤 수치가 낮아지는 것이다.

문제는, 이 환원효소의 작용을 억제하면 그 여파가 다른 기관의 세포에 연쇄적으로 나타난다는 점이다. 콜레스테롤 수치는 낮아지지만 또 다른 부작용이 생기는 것이다. 마치 다이어트약처럼 말이다. 억지로 식욕을 억제해서 당장 체중만 줄이는 게 다이어트약이라면, 스타틴은 HMG-CoA 환원효소의 작용을 억제함으로써 콜레스테롤 수치만 줄이는 것이다. 우리는 수치만 보고 '고지혈증의 위험성이 줄어들었다'고 믿지만, 이 역시 고지혈증의 위험성이 건강하게 줄어드는 것과는 거리가 멀다.

또 하나 흥미로운 사실은 스타틴을 복용하면서 비만이 유발된다는 점이다. 핀란드의 투르쿠대학교 연구팀은 스타틴을 처방받은 환자 4만 명을 대상으로 비만에 관한 연구를 진행했다. 그 결과 스타틴을 처방받은 환자는 그렇지 않은 환자보다 비만의 위험성이 무려 82%나 증가했다. 이는 스타틴이라는 약물 자체의 영향이 아니다. 연구팀에 의하면, 고지혈증약을 처방받은 후 건강한 생활습관에 대한 경각심이 줄어들어서 운동이나 식이 조절에 소홀해졌기 때문인 것으로 추측된다. 즉 약물에만 의존하는 심리가 오히려 병을 악화시킨 것이다.

서양의학에서 환자들에게 처방하는 상당수의 약물들이 사실은 이와 비슷한 작용을 한다. 혈압약도 그러하다. 고혈압은 운동을 하고 식이 조절을 하면 얼마든지 나을 수 있는데 혈압약으로 심장의 박동을 느리게 해서 수치만 정상으로 되돌린다. 한마디로 '눈 가리고 아웅'이다. 물론 콜레스테롤 수치가 너무 높아서 위험한 상황이라면 스타틴 계열의 약물을 단기적으로 사용할 수 있지만, '스타틴이 내 고지혈증을 치료해줄 것'이라고 믿는 것은 어리석은 일이다.

고지혈증약을 끊을 때 주의할 점

서양의학에서는 '고지혈증약은 평생 먹어도 부작용이 없다'고 말한다. 하지만 약물의 기본적인 성질은 인체의 자연스러운 작용을 인위적으로 변화시키는 것이다. 따라서 그 어떤 약물도 장기간 복용할 경우 '100% 문제가 없다'라고 말하기는 힘들다. 또한 이제까지 수많은 연구에서 밝혀졌듯 고지혈증약은 우리 몸에 상당한 부담을 주며 때로는 심각한 부작용을 낳는다.

실제로 스타틴을 중지해도 부작용은 평생 가지 않을까 의심이 든다. 스타틴은 미토콘드리아에 손상을 입히기 때문이다. 스타틴을 겨우 2주간 복용했는데도 심각한 부작용으로 고통받는 환자들이 많다. 스타틴 계열의 약물은 기본적인 생화학 체계를 무너뜨려

노화를 촉진할 뿐 아니라 새로운 질병을 만드는 원인이 되고 있다.

스타틴이 많은 건강상의 문제를 일으킨다는 과학적 증거가 속속 드러나고 있다. 살렌버그 박사는 "즉시 콜레스테롤 저하제를 끊어야 한다"고 경고한다. 유명한 약학박사로서 오랫동안 약사로 일해온 얼 민드렐 박사는 저서 《약 대신》에서 "우리는 약을 먹어야 한다는 강박관념에 사로잡혀 있다. 의사가 처방해주는 약을 꼭 먹어야 한다는 강박관념으로 안 먹으면 큰 일이라도 나는 것처럼 생각하는 것 자체가 잘못이다. 새장 속에 갇힌 새는 더 넓고 자유로운 세상이 있다는 것을 모른다, 탈출하기 전까지는"이라고 말했다.

콜레스테롤과 치매의 관계를 밝혀낸 샬렌버그 박사의 논문은 더 충격적이다. "만약 당신의 기억력이 예전 같지 않다면 그것은 당신의 의사가 처방하는 콜레스테롤 저하제 때문이다"라고 말하고 있기 때문이다.

새로운 약물부작용이 발견되더라도 제약사는 콜레스테롤 저하제를 만드는 것을, 의사들은 콜레스테롤 저하제의 처방을 계속 이어갈 것이다. 그러니 만약 지금 당신이 스타틴을 먹고 있다면 스스로 결심해서 당장 스타틴 복용을 중단하라. 비록 약물부작용을 당장 느끼지 못하더라도 말이다. 그런 후 심장병을 예방하는 방법을 배워라.

- 몸의 컨디션 관리에 주의해야 한다. 콜레스테롤은 몸이 많이 피로할 때도 증가한다. 따라서 늘 숙면을 취하기 위해 노력하고, 일에 과도하게 몰입하지 않아야 한다. 잠이 부족하면 콜레스테롤 수치가 올라가지만, 반대로 잠을 너무 많이 자는 것 역시 문제가 생길 수 있다.
- 식습관은 무엇보다 중요한 요인이다. 소고기, 돼지고기, 우유, 달걀, 버터, 치즈 등 동물성 지방이 많이 함유된 음식을 피하고, 3대 영양소를 고루 섭취해야 한다. 생선과 견과류를 통해 불포화지방산을 풍부히 섭취하면 도움이 된다.
- 활동량을 늘리고 비만을 예방하는 것도 필수다. 특히 비만을 부르는 패스트푸드는 일주일에 1회 이상 섭취할 경우 총콜레스테롤 및 중성지방 수치가 높아진다는 연구 결과가 있다. 이런 음식들은 지방, 설탕, 소금 등이 필요량 이상으로 범벅되어 있으니 일단은 먹지 않는 것을 목표로 하지만, 도저히 먹지 않을 수 없다면 한 달에

1~2회 정도로 섭취를 최대한 줄여야 한다.

● 콜레스테롤 수치가 높은 사람들은 움직이는 것 자체를 귀찮아하는 경우가 많다. 그러다 보면 점차 비만해지고 혈중 중성지방 수치가 높아지면서 위험성이 올라간다. 따라서 최소 일주일에 5회, 1회에 30분 이상 유산소 운동을 해야 한다. 대근육을 사용하는 수영, 자전거 타기, 빠르게 걷기 등을 하면 한결 걱정 없이 고지혈증약을 끊을 수 있을 것이다.

인체는 조화와 균형이 기본이다. 우리 몸에는 100조 개의 세포가 서로 조화를 이루고 있다. 이 조화를 인위적인 방법으로 무너뜨리면 반드시 문제가 생긴다. 고지혈증약의 부작용은 앞으로도 계속 밝혀질 것이다. 과학이 자연을 이긴다는 아둔한 생각 자체가 잘못된 것이다. 자연이 준 치료법은 얼마든지 있고, 이제는 근본 치료를 위해 자연으로 돌아가야 할 때다.

PART 3

고지혈증,
근본 원인 제거법

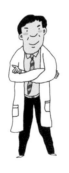

고지혈증은 다른 만성질환이나 암과는 다르게
일상의 습관을 변화시키는 것만으로도 얼마든지 극복할 수 있다.
암의 경우 일단 진단되면 이미 상당수의 암세포가 발생한 것이기에
생활습관만 고쳐서는 극복하기가 쉽지 않다.
그에 비하면 고지혈증은 노력 여하에 따라 얼마든지 극복이 가능하다.
가장 먼저 해야 할 노력은 고지혈증이 왜 생기는지를
바르게 인식하는 것이다. 특히 고지혈증의 근본 원인이라 할 수 있는
'담음, 식적, 어혈'에 대해 아는 것이 중요하다.
그래야 고지혈증이 생기는 과정을 알 수 있고,
어떻게 하면 근본 원인을 제거할 수 있는지를 명확히 인식할 수 있다.

01

고지혈증은
정말 '질병'일까?

우리는 '질환', '질병'이라는 말에 익숙하지만 두 용어가 어떻게 다른지 헷갈려 한다. 사실 질환과 질병의 의미는 거의 비슷하며 '심신의 전체 혹은 일부가 장애를 일으켜 정상적인 기능을 할 수 없는 상태'로 정의된다.

그런데 이 두 개념은 서양의학의 관점에서 정의된 것이다. 즉 질환과 질병의 배경에는 눈에 보이는 수치를 중요하게 생각하고 자로 잰 듯 질병을 규정하는 시각이 반영되어 있다. 물론 이런 시각은 과학적이고 분명해 보인다. 그리고 이 두 단어만 사용하면 환자와의 의사소통도 명쾌해진다. '지금은 건강하다' 아니면 '고지혈증이다'라고 정확하게 이야기할 수 있기 때문이다.

그런데 인체를 엄밀하게 관찰하다 보면 수치와 명확한 구분만으로 설명하기 어려운 현상이 종종 발견된다. 인체에서는 건강한 것도 아니고 질병에 걸린 것도 아닌 미병(未病) 상태가 빈번히 일어나기 때문이다. '미병'이라는 개념은 한의학 용어로 2,000년 전부터 있어왔다.

수치가 정상이면 건강한 것이다?

서양의학은 총콜레스테롤이 200mg/dL 이하이면 '바람직한 상태'라 하고, 201~239mg/dL는 '경계해야 할 상태'라고 본다. 이렇게 수치로 구분하면 바로 이해가 되면서 자신의 혈액이 어떤 상태인지 쉽게 짐작된다. 그런데 인체 상태는 수시로 변한다. 여름과 겨울이 다르고, 자기 전과 잠에서 깨어난 뒤가 다르고, 식사 전과 후가 다르고, 운동 전과 후가 다르다. 혈중 콜레스테롤이 198mg/dL일 때도 있지만 203mg/dL일 때도 있다. 즉 우리 몸은 수시로 '고지혈증 상태'와 '건강한 상태'를 오간다.

질병을 수치로 판단하고 규정하는 것은 이처럼 수시로 변하는 인체를 전체적으로 이해하는 면에서는 한계가 많다. 게다가 몸이 피로하고 잠도 잘 못 자고 속이 쓰리고 불편한데 수치가 정상인 상태에 대해서는 뭐라 설명할 수도 없다. 몸이 불편하고 괴롭더라도 수치가 정상이니 '건강한 상태'라고 봐야 하는 걸까?

우리나라 성인 인구의 약 50%가 특정 질병은 없지만 늘 여러 가지 이상 증상을 호소한다는 연구 결과가 있다. 한국한의학연구원에서 성인 1,100여 명을 조사했더니 약 47%가 피로감, 통증, 소화불량, 분노, 우울감, 수면장애, 불안감 등이 있었다. 또 다른 연구에서는 중년 주부의 50%, 기업의 관리자와 사무직

종사자에서 많게는 70%가 비슷한 증상을 겪고 있었다. 이런 사람들을 두고 서양의학이 정한 기준 수치에 따라 '특정 질병이 없는 정상적인 상태'라고 진단해야 할까?

이러한 서양의학적 진단의 한계를 해결할 수 있는 개념이 한의학의 '미병(未病)'이다. 미병은 건강과 질병의 중간 상태를 의미하며, 때로 '반건강(半健康)' 혹은 '회색지대(Greyzone)'로도 불린다. 한의학은 아주 오래전부터 미병을 감지하고 '의사의 진정한 치료 영역은 미병'이라고 규정했다. 즉 건강에서 질병으로 넘어가는 중간 지대에서 최선을 다해 질병의 발생을 막는 것이 의사의 진정한 태도라고 본 것이다. 《황제내경(黃帝內經)》에는 이런 말이 있다.

좋은 의사는 이미 질병에 걸린 사람을 치료하기보다 미병 상태를 치료한다 (聖人不治已病治未病).

서양의학자는 미병에 대해 '아직 병에 걸리지 않은 정상적인 상태'라고 진단하겠지만, 한의학자는 '최대한 치료해야 하는 상태'로 보고 치료에 임한다. 그에 따라 어떤 결과가 펼쳐질지는 쉽게 예측될 것이다. 미병을 치료하는 건 평소 습관에도 영향을 미친다. '나는 아직 건강해'라고 자신만만해하면 건강관리에 소홀해지지만, '지금은 미병 상태야'라고 여기면 스스로 건강관리에 신경쓰며 습관을 돌보게 되기 때문이다.

고지혈증은 몸의 상태이자 상황일 뿐

그렇다면 고지혈증은 어떤 상태일까? 미병의 관점에서 생각해보자.

어떤 면에서 봤을 때 고지혈증은 질병이라고 볼 수도 있지만, 어떤 면에서는 질병이 아닐 수도 있다. 단지 인체에서 일어나는 '현상'이자 몸이 처한 '상태'이기 때문이다. 대개의 만성질환이 그렇지만 고지혈증 역시 초기에는 증상이 별로 없다는 점도 이러한 사실을 뒷받침한다. 그것은 마치 강물의 수위가 상황에 따라 끊임없이 오르내리는 것과 비슷하다. 비가 많이 오면 물이 급격하게 불어나 범람하듯, 사람 역시 고지혈증을 일으키는 원인이 계속되면 혈액 내 콜레스테롤 농도가 진해져서 일상과 생명에 영향을 미칠 수 있다. 하지만 상황이 심각해지기 전까지는 잘 먹고 잘 자고 운동을 해서 충분히 관리할 수 있고, 관리가 잘되면 다시 건강한 몸으로 되돌릴 수 있다.

의학이 존재하지 않았던 시절에도 고지혈증은 있었고, 사람에 따라서는 자신의 몸이 그런 상황에 처했다는 사실도 깨닫지 못한 채 살았을 것이다. 하지만 의학기술이 발전해 몸속을 속속들이 들여다보게 되면서 수백 가지 현상을 수치화하고 하한선과 상한선에 '질병'이라는 이름을 붙이고 약물을 처방하게 되었다.

물론 '이렇게 해서라도 내 병을 알게 되었으니 얼마나 다행인가?'라고 생각할 수 있다. 질병을 스스로 치료할 수 없는 지경까지 이르렀다면 그렇게 생각할 수도 있다. 그러나 우리는 대부분의 질병에 대해 스스로 대처하는 능력인 '면역력'과, 건강한 상태를 유지하려는 '항상성'을 가지고 태어났다. 그리고 평소의 컨디션과 식습관을 통해 자신의 몸이 어떤 상태인지를 유추할 수 있다.

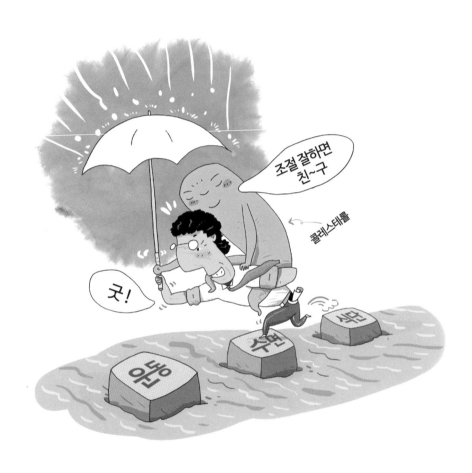

고지혈증은 질병이라기보다 인체에서 일어나는 '현상'이자 몸이 처한 '상태'다.
그래서 비가 많이 오면 물이 급격하게 불어나 범람하듯, 고지혈증을 일으키는 원인이 계속되면
혈액 내 콜레스테롤 농도가 높아져 일상과 생명에 영향을 미칠 수 있다.
하지만 상황이 심각해지기 전까지는 식사, 운동, 수면 등으로 충분히 관리할 수 있다.

그런 점에서 검사 수치에 의존해서 질병에 걸렸다 아니다를 판단할 것이 아니라 인체가 가진 치유의 힘을 믿고 평소 느껴지는 몸의 반응에 맞게 치유법을 찾아보는 것이 현명한 대처법이라 하겠다.

고지혈증 역시 미병 상태에서 스스로 노력하면 누구나 고칠 수 있다. 물론 생명이 위협받을 정도로 심각한 상황이라면 일시적으로 약물 등 서양의학의 도움을 받아야겠지만, 그 정도 상황이 아니라면 자신의 노력 여하에 따라 얼마든지 치유가 가능한 질병임을 잊어서는 안 된다.

내 몸을 지키는
일상 속의 양생법

한의학에서는 모든 의료 과정의 핵심이자 정수의 의미로 '양생(養生)'이라는 용어를 사용한다. 《동의보감》에서도 유독 많이 강조되는 용어로, 인간이 겪을 수 있는 모든 질병은 물론 혈액 및 혈관과 관련된 각종 질병에서도 더할 수 없이 소중하고 유용한 교훈을 주는 말이다.

양생은 '생명을 기른다'는 뜻이다. 양생은 화로에 비유해 설명되곤 한다. 화로에 한번 불이 붙었다고 해서 영원히 타는 건 아니다. 화로를 바람이 너무 세거나 공기가 잘 통하지 않는 곳에 두면 금방 불이 꺼지기 마련이다. 화롯불처럼 소중한 생명력을 잘 관리해서 멈춤 없이 타게 하는 것, 이것이 양생이다. 이 말을 아주 단순하게 표현하면 '건강하게 사는 법'이라고 할 수 있다.

양생에는 또 하나의 중요한 정신이자 건강을 관장하는 근본 법칙이 담겨 있다. 그 요체는 다음과 같다.

- 감정을 잘 관리해서 평정심을 유지한다.
- 소식을 한다.
- 기름진 음식을 먹지 않는다.
- 취하도록 술을 먹지 않는다.
- 지나친 성생활을 하지 않는다.
- 몸을 자주 움직이며 자연에 순응한다.

너무 흔한 조언 같은가? 이렇게 살면 인생이 너무 재미없을 것 같은가? '사는 재미'가 중요한 사람이라면 양생법을 실천하는 것이 힘들 수도 있다. 그러나 이는 변할 수 없는 건강의 진리이며, 혈관 건강과 고지혈증에도 충분히 합당한 조언이다. 한의학도 서양의학도 고지혈증에서 벗어나는 습관으로 '술과 담배를 끊고, 채소와 과일을 충분히 먹고, 운동을 하고, 칼로리를 적절하게 섭취하라'고 조언하는데, 현대 동서양의학이 합치된 치료법이 양생법이라고 해도 과언이 아니다.

양생법의 기본 정신에 대입해보면, 우리는 건강을 지나치게 기술적으로 접근한다는 생각이 든다. 몸에 좋다는 음식을 챙겨 먹고, 영양제를 먹고, 14시간 혹은 16시간에 맞춰 간헐적 단식을 하는 것 등은 기술 중심의 건강법이다. 시야를 좀 더 넓혀 '생명력을 기른다'는 면에서 소박한 삶을 영위한다면 '건강해져야 한다'는 강박에서 벗어나 더 여유롭고 풍족한 삶을 살아갈 수 있을 것이다.

02

고지혈증 치료에 대한
발상의 전환이 절실하다

돌연사는 겉으로는 아무 증상이 없던 사람이 갑자기 사망에 이르는 무서운 일이다. 죽음은 막을 수 없다지만, 갑작스레 가족들의 얼굴도 못 보고 세상과 작별하는 것은 분명 슬픈 일이다.

돌연사의 최대 원인은 심근경색, 뇌경색을 비롯한 각종 심뇌혈관질환이다. 특히 심근경색은 초기 사망률이 30%이며, 병원에 도착한 이후의 사망률 역시 5~10%에 이른다. '심근경색이 발병하면 세 명 중 한 명은 사망한다'는 말이 나올 정도다. 그러나 이 무서운 질병도 평소에 조금만 신경 쓰고 관리를 하면 얼마든지 악화되는 것을 막을 수 있고, 심지어 건강한 상태로 되돌릴 수도 있다.

그러니 심뇌혈관질환에 대한 막연한 공포와 두려움에 갇혀 살 것이 아니라 보다 구체적인 해결법을 알고 이를 실천하는 발상의 전환이 필요하다. 그것은 어쩔 수 없이 복용해야 하는 약물의 폐해로부터 벗어나고 약물부작용을 겪지 않을 수 있는 현명한 방법이기도 하다.

딱 네 가지 조건만 지킬 수 있다면

앞에서 살펴봤듯, 서양의학의 약물을 통해서 고지혈증을 '관리'하거나 '치료'하는 것은 불가능한 일이다. 일시적으로는 관리되는 듯 보일 수 있고, 콜레스테롤 수치가 낮아져서 치료가 되는 것처럼 보일 순 있지만 그것은 착각에 불과하다. 게다가 화학약물은 그 어떠한 경우에도 우리 몸에 이로운 작용을 하지 못한다. 질병의 근본 치료는 아예 불가능하고, 원래 몸이 가지고 있던 면역력과 항상성마저 파괴하는 경우가 흔하다.

결국 질병은 면역력 강화를 통해 사전에 예방하는 일이 가장 좋고, 증상이 보이면 약물에 의존하기보다는 몸을 원래 상태로 되돌리려는 항상성으로 치유하는 것이 가장 좋다. 이제부터 살펴볼 몇 가지 연구 결과는 고지혈증을 비롯한 각종 심뇌혈관질환에서 벗어나는 방법에 대한 힌트를 줄 것이다.

2020년 핀란드 헬싱키대학교 연구팀에서는 약 11만 6,000명에 대한 12년간의 장기적 코호트 연구 결과를 발표했다. '코호트 연구'란 특정 요인에 노출된 집단과 그렇지 않은 집단을 추적 연구하는 방법이다. 연구팀은 건강한 라이프스타일과 그렇지 않은 라이프스타일의 차이를 체질량지수, 음주, 운동, 흡연 등 네 가지 요소로 검토해 16가지 유형으로 구분했다. 그 결과 '건강한 라이프

스타일을 결정하는 네 가지 조건'은 다음과 같았다.

- BMI는 25 이하
- 흡연은 절대 하지 않는다.
- 운동을 꾸준히 한다.
- 술은 적당히 마신다.

공기밥을 3분의 1만 줄여도 혈액과 혈관 건강에 도움

BMI를 25 이하로 유지할 수만 있다면 나머지 습관 중 두 가지만 실천해도 만성질환 없이 오래 살 수 있다. 실제로 그렇게 했더니 '만성질환 없이 산 기간'이 남성은 9.9년, 여성은 9.4년 연장되었다. 운동의 경우 '중간 강도의 운동을 일주일에 150분 정도' 하면 되는 것으로 나타났다. 집 안 청소, 심박수가 살짝 올라갈 정도의 빠르게 걷기 등이 중간 강도의 운동에 속한다. 물론 이 연구에는 식습관이 포함되지 않았다는 점이 아쉽지만, 결과적으로 인간이 질병 없이 장수하기 위한 조건은 매우 간단하다고 볼 수 있다.

운동 시간을 더 늘리면 사망률은 현저하게 낮아진다. 영국국민보건서비스(NHS)에 따르면, 앞서 언급했던 '일주일에 150분'보다 1~2배 정도 더 운동한 사람은 운동을 전혀 하지 않는 사람에 비해 사망률이 31% 낮았으며, 권고량보다 5배 정도 더 운동한 사람은 사망률이 39% 정도 더 낮았다.

음식으로 섭취하는 칼로리를 줄이고 운동을 조금만 해도 혈관 건강이 좋아지는다는 연구 결과도 있다. 2021년 미국 웨이크포레스트 의대 연구팀에 의하면, 하루 200kcal만 덜 먹어도 혈관 건강의 척도라고 할 수 있는 대동맥 경직도가 상당히 개선되었다. 대동맥은 심장에서 중요한 장기로, 필수 영양소와 산소를 공급하는 역할을 한다. 따라서 대동맥이 경직되어 있지 않고 원활하게 작동하면 심장마비나 뇌졸중의 위험성을 줄일 수 있다.

그러면 하루 200kcal는 어느 정도의 양일까? 대체로 밥 한 공기의 칼로리가 300kcal에 해당한다. 따라서 삼시세끼를 먹는다고 하면, 식사를 할 때마다 공기밥의 3분의 2만 먹으면 충분히 달성할 수 있는 칼로리다.

건강을 지키는 것은 아주 대단한 노력이나 치밀한 계산을 필요로 하지 않는다. 고지혈증도 마찬가지다. 이 간단한 방법을 놔두고 몸을 망치는 약물을 계속 복용할 필요는 없다.

플러스 인포

고지혈증,
전조증상은 무엇일까?

모든 질병에는 전조증상이 있다. 전조증상이 나타났을 때 빨리 알아차려서 대처하면 심각한 지경이 되는 일은 막을 수 있다. 그런데 고지혈증은 전조증상이 없는 것으로 알려져 있다. 그래서 더 위험한 질병이다.

고지혈증인지를 알아챌 수 있는 방법이 아예 없는 것은 아니다. 병원에서 콜레스테롤 수치를 재보는 것 말고도, 내 몸이 고지혈증 상태인지를 알 수 있는 간접적인 방법은 얼마든지 있다.

- **머리가 띵하면서 깨질 듯이 아프고 식은땀이 난다** : 고지혈증에 의한 직접적인 증상이라기보다, 고지혈증으로 혈관 건강에 문제가 생겼을 때 나타나는 증상이다.
- **복통을 자주 느낀다** : 복통의 이유는 다양하지만, 혈중 중성지방이 증가하고 췌장염이 발생해도 생길 수 있다. 중성지방의 증가는 혈관 건강에 문제가 생겼음을 의미한다.
- **황색종이 나타난다** : 황색종은 황색이나 오렌지색을 띤 종양을 의미한다. 손등, 무릎, 발목의 아킬레스건 등에서 나타난다.
- **손발에 냉증이 있다** : 혈관이 좁아지면 혈액 순환이 잘 안 되면서 손발이나 어깨 부위에서 차가운 기운이 느껴진다. 그러면 젊은 사람도 냉증이 생길 수 있다. 냉증이 지속되면 혈관 건강을 체크해보는 것이 좋다.
- **가슴 통증이 반복적으로 생긴다** : 심장에 연결된 혈관이 좁아지고 딱딱해지면 협심증이 생길 수 있으며, 통증이 반복될 수 있다. 이 통증은 생겼다가 없어지기를 반복하기 때문에 '괜찮네'라고 생각할 수 있지만, 반드시 진찰을 받아야 한다.
- **다리가 붓는다** : 우리 몸의 말단으로 갈수록 혈압이 낮아진다. 혈압이 정상이라면 문제가 없지만, 고지혈증 등으로 혈관에 문제가 생겼을 때는 다리로 가는 혈액량이 충분하지 못해 다리가 붓곤 한다.

03

담음을 제거한다

고지혈증을 바라보는 서양의학과 한의학의 시각은 비슷한 부분도 있지만 상당히 다른 부분도 있다. 서양의학은 대체로 고지혈증의 원인을 '혈액 속에 지질(지방)이 많이 쌓였을 때 생기는 질병'이라고 보지만, 한의학에서는 '어혈(瘀血)과 담음(痰飮), 그리고 식적(食積)으로 생기는 증상'으로 본다.

질병을 바라보는 관점이 다르면 그에 대한 치료법도 당연히 달라진다. 따라서 지금부터는 한의학의 시각에서 고지혈증의 근본 원인으로 꼽히는 담음과 식적, 그리고 어혈에 대해 살펴보면서 치료법을 알아보고자 한다.

진액의 흐름이 막힐 때

체내를 순환하는 액체는 크게 두 가지다. '혈액'과 '진액'이다. 진액은 혈액을 제외한 소화액, 림프액, 관절액 등의 액체로, 뇌에서 발끝까지 그리고 피부와 뼛속까지 순환하면서 우리 몸을 건강하게 만들어준다. 이런 진액의 순환이 원활하지 않을 때 '담음(痰飮)'이 생긴다. 이것은 마치 혈액 속에 노폐물이 쌓이듯 진액에 노폐물이 쌓인 상태를 의미하며, 고지혈증의 원인이기도 한다.

담음의 원인은 여러 가지가 있지만, 첫 번째 원인은 지나친 스트레스다. 스트레스로 인해 인체의 전반적인 기 순환에 문제가 생기면 진액 역시 원활히 순환하지 못한다. 담음의 두 번째 원인은 몸에 좋지 않은 음식을 장기간 섭취하는 것이다. 예를 들어 흰밥, 설탕이 많이 들어간 음식, 식품첨가물이 많이 함유된 인스턴트식품, 밀가루 음식, 기름지거나 튀긴 음식을 많이 먹으면 진액이 탁해진다. 담음은 소화 기능과 관련이 있다. 음식의 소화 과정에서 처리할 수 없는 노폐물이 위와 장에 쌓이면 소화 기능이 둔화되어 결국 소화가 어려워지고 담음으로 이어진다.

담음은 단순히 고지혈증에만 관련하지 않는다. 한의학에는 '십병구담(十病九痰)'이라는 말이 있다. 10가지의 질병이 있다면 그중 9가지는 담(痰)에서 온다는 뜻이다. 그만큼 담은 많은 질병에 관여하고 있다. 명나라 말기의 의술가 경악(景岳)이 지은 《경악전서(景岳全書)》에는 이런 내용이 있다.

담은 짙고 혼탁하며, 닿지 않는 곳이 없다. 근본 원인은 비위로부터 오지만 온갖 질병을 일으키는 것이 담이고, 이것을 치료할 때는 변증을 해야 하며 그 본(本)을 관찰하지 않을 수 없다.

담은 만병의 근원이 될 수 있으며 이를 치료할 때는 종합적으로 판단하고 그 근본 원인을 관찰해야 한다는 뜻이다. 이 말에서도 알 수 있듯이 담은 인체에 치명적이다. 담음은 기관지, 각종 장기, 장관, 림프관, 관절, 자궁, 방광, 생식기 등 거의 전신에 발생할 수 있다.

그렇다면 담음은 어떤 증상으로 드러날까? 혈관 내 노폐물로 혈액이 정체된 어혈의 경우 체내를 순환하는 혈액의 문제이기 때문에 겉으로는 증상이 잘 드러나지 않는다. 혈액검사를 해봐야만 어혈이 있는지 알 수 있다. 하지만 담음은 다르다. 여러 가지 증상을 통해 지금 몸에 담음이 어느 정도 누적되어 있는지를 알 수 있다.

우선, 우리 몸에 담음이 있으면 가래, 노란 콧물, 장내 가스 등 노폐물이라고 할 수 있는 물질이 만들어진다. 이런 체내 노폐물이 몸밖으로 배출되면 담음이 있다는 명확한 징후다. 두통, 만성 피로감, 어지럼증도 담음의 증상이라고 볼 수 있다. 만약 담음이 머리 쪽에 있으면 두통으로 나타나고, 가슴 부위에 있으면 가슴 답답함을 느낄 수 있다.

공복 상태에서 편안한 배고픔이 아니라 속 쓰린 배고픔이 나타나면 담음을 의심해봐야 한다. 음식을 먹으면 쓰리던 속이 쉽게 가라앉기 때문에 몸에 이상이 있다고 생각하기가 쉽지 않은데, 식사를 마치고 나서 속 쓰림이 동반될 수 있다. 이런 증상이 오래되면 각종 소화기 증상으로 이어질 수 있다.

그런데 담음은 계절의 영향을 받는다. 환절기에는 몸이 순간적으로 기온에 적응하지 못하는 경우가 있는데, 이 시기에 담음이 있으면 피로가 쌓이고 활동 에너지가 예전같지 않다는 느낌이 들 수 있다. 이런 경우는 정상적인 범주로 볼 수 있다.

담음을 해결하기 위한
처방과 한약

담음은 소화기관과 관련이 있으며, 심장과 폐가 약할 경우에 잘 생긴다. 따라서 한약은 심장과 폐의 기능을 보강하고 소화기관의 순환을 개선할 수 있는 한약재를 처방한다. 귀비탕, 온담탕을 기본으로 하면서 증상에 따라 가미소요산, 청심연자음, 귀비탕, 온담탕, 분심기음 등을 쓸 수 있다.

● **귀비탕** : 소화장애와 불안감을 완화하여 담음을 제거한다.

[주요 약재] 백출 9g, 복령 9g, 황기 12g, 용안육 9g, 산조인 9g, 인삼 12g, 목향 4.5g, 구감초 4.5g, 당귀 6g, 원지 6g

● **온담탕** : 정서 불안과 수면장애를 완화하여 담음을 제거한다.

[주요 약재] 반하 9g, 진피 6g, 백복령 9g, 구감초 3g, 지실 9g, 죽여 9g, 대추 2g, 생강 3g

● **가미소요산** : 얼굴에 열이 나고 가슴이 답답한 증상을 완화하여 담음을 제거한다.

[주요 약재] 시호 4g, 당귀 4g, 백삭약 4g, 백출 4g, 백복령 4g, 감초 2g, 목단피 2g,

치자 2g, 생강 3g, 대추 2g

- **청심연자음** : 심폐 기능을 강화하여 담음을 제거한다.

  [주요 약재] 연자육 22g, 백복령 22g, 황기 22g, 인삼 22g, 황금 15g, 맥문동 15g, 지골피 15g, 차전차 15g, 감초 15g

- **분심기음** : 가슴이 심하게 답답하고 열이 나는 증상을 완화하여 담음을 제거한다.

  [주요 약재] 자소엽 4.5g, 구감초 2.5g, 반하 2.5g, 지각 2.5g, 청피 2g, 진피 2g, 목통 2g, 대복피 2g, 상백피 2g, 목향 2g, 적복령 2g, 빈랑 2g, 봉출 2g, 맥문동 2g, 길경 2g, 계피 2g, 향부자 2g, 곽향 2g, 생강 3g, 대추 2g

- **백호가인삼탕** : 물을 많이 마시거나 땀을 많이 흘리고 소변을 자주 보는 증상을 완화하여 담음을 제거한다.

  [주요 약재] 석고 30g, 지모 9g, 구감초 3g, 갱미 9g, 인삼 9g

- **죽엽석고탕** : 체력이 떨어져서 쉽게 지치고 목이 마르면서 기침이 나오는 증상을 완화하여 담음을 제거한다.

  [주요 약재] 죽엽 15g, 석고 30g, 반하 9g, 맥문동 18g, 인삼 6g, 감초 3g, 갱미 15g

- **천왕보심단** : 정서 불안, 수면장애, 피로감, 건망증, 변비 증상을 완화하여 담음을 제거한다.

  [주요 약재] 생지황 6g, 현삼 2g, 천문동 3g, 맥문동 3g, 단삼 2g, 당귀 3g, 인삼 2g, 복령 2g, 오미자 2g, 산조인 3g, 백자인 3g, 원지 2g, 길경 2g

- **자음강화탕** : 식은땀이 나고, 어지럽고, 신장 기능이 약해서 생기는 마른기침과 폐열 증상을 완화하여 담음을 제거한다.

  [주요 약재] 백작약 4g, 당귀 3g, 생지황 2g, 숙지황 3g, 천문동 3g, 맥문동 3g, 백출 3g, 진피 2g, 지모 1.5g, 황백 1.5g, 구감초 1.5g, 생강 3g, 대추 2g

04

식적을 없앤다

음식은 인간이 생명을 유지할 수 있게 하는 결정적인 요소다. 만약 인간이 물과 음식을 먹지 않으면 3주가 채 되지 않아 생명을 잃는 것으로 알려져 있다. 그런데 생명 유지에 중요한 음식을 필요량 이상으로 과잉 섭취하면 더 이상 음식은 생명을 유지하고 건강을 지키는 요소가 아니라 건강을 해치는 악행을 하게 된다.

그렇게 되는 이유는 체내에 들어온 다량의 음식물이 다 소화되지 못하고 노폐물이 되기 때문이다. 노폐물이 체내에 쌓이면 맹렬한 독소로 바뀌고 혈액이 탁해지면서 순환이 원활히 되지 않는다. 그 결과 고지혈증을 비롯한 각종 혈관 질환이 유발되어 전신에 악영향을 미치게 된다. 한의학에서는 음식을 필요 이상으로 섭취해서 문제가 생기는 것을 '식적(食積)'이라고 말한다.

먹는 것이 질병을 일으킨다

음식물이 적절한 소화와 흡수 과정을 거쳐서 배설되지 않으면 식적으로 쌓여 고지혈증을 비롯한 다양한 질병을 발생시킨다. 소화불량, 더부룩함, 불쾌감, 복통 등이 모두 식적에 의한 증상으로 고지혈증 증상과 유사하다. 건강한 음식을 적당히, 천천히, 기분 좋게 먹어 음식이 잘 소화되고 배설되면 식적이 생기지 않는다.

식적은 음식을 많이 먹어 생기지만, 또 다른 이유로도 생긴다. 식적이 생기는 첫 번째 이유는 지나친 스트레스로 위와 장에 혈액이 충분히 공급되지 않아 위와 장의 기능이 저하됐기 때문이다. 이렇게 되면 기혈의 순환이 방해받고, 소화가 채 안 된 음식물 찌꺼기가 독소로 작용해 혈액을 탁하게 만들고 위나 장에 염증을 일으켜서 고지혈증은 물론 다양한 질병을 유발한다.

식적의 두 번째 원인은 비위(脾胃)가 약하기 때문이다. 비위란 비장과 위장을 한꺼번에 일컫는 말이다. 비위가 약한 사람은 소화 기능이 좋지 않은 경우가 많다. 소화 기능이 좋은 사람도 커피, 육류, 가공식품, 인스턴트식품 등 이른바 '산성식품'을 즐겨 먹거나 찬 음식을 즐겨 먹고 야식과 간식을 자주 먹으면 식적이 생긴다. 기름진 음식도 식적의 원인이 되는데, 《동의보감》〈잡병편 – 내상문〉에는 '끈적하고 기름진 음식을 즐겨 먹으면 기가 막혀 잘 통하지 않아 식적이 생긴다'라고 설명되어 있다.

다만 식적을 단순한 소화불량과 헷갈려서는 안 된다. 소화불량은 육체 활동을 하거나 소화에 도움이 되는 음식을 먹으면 금방 해소되는 일시적인 증상이다. 하지만 식적은 이 단계를 넘어 위장을 비롯한 소화 기능 자체가 저하된 것으로, 여러 가지 만성적인 질환을 일으킬 수 있다. 심각하면 소화기 일부에서 통증이 느껴지고 덩어리가 만져질 수도 있다. 그러니 식적이 있으면 늘 식사 시간이 불안하고 식사 후에도 고통을 느끼게 된다.

식적을 예방하기 위해서는 우선 '음식의 종류'를 따져야 한다. 육류는 고단백 식품으로서 우리 몸에 꼭 필요하지만 효소와 섬유질이 풍부한 과일, 채소, 잡곡의 섭취를 늘리지 않으면 그 자체로 장에 부담을 주게 된다. 방귀 냄새가 독한 것도 섬유질 없이 육류를 과잉 섭취해서 생긴 일이다. 효소와 섬유질이 풍부한 채소와 과일을 먹으면 장운동이 촉진되어 배변이 원활해지기 때문에 방귀가 독하지 않고 질병에 대한 예방력도 생긴다. 몸도 가벼워진다.

면류 음식도 주의해야 한다. 한의학에는 '면독(麵毒)'이라는 말이 있다. 국수 등 밀가루로 만든 음식을 먹으면 소화가 되지 않고 식적을 일으킬 수 있다는 말이다. 밀가루는 일반적으로 성질이 차기 때문에 소화를 방해하고, 한약을 먹고 있다면 그 약효를 방해할 가능성이 있다. 또 밀가루의 글루텐 성분은 소화를 방해하고 아토피피부염과 어지럼증을 유발하는 등 여러 가지 질병에 관여한다. 밀가루 음식은 쫄깃한 식감이 매력이지만, 정작 우리 몸에는 나쁜 영향을 미치는 것이다. 밀가루 음식을 어쩔 수 없이 먹어야 하거나 꼭 먹고 싶다면 최대한 천천히 오래 씹어서 먹고 적게 먹는 것이 그나마 몸에 해로움을 덜 주는 방법이다.

먹는 시간도 중요하다. 《동의보감》에서는 특히 저녁 식사량에 대해 '하루의 금기사항으로, 저녁에 배부르게 먹어서는 안 된다'라고 경고한다. 잠자기 3~4시간 전에는 아무것도 먹지 않는 것이 소화에도 숙면에도 도움이 된다.

《동의보감》은 또 적게 먹는 소식에 대해서도 필요성을 강조한다.

> 음식을 많이 먹어 곡기가 원기를 이기면 그 사람은 살은 찌지만 오래 살지
> 못하고, 원기가 곡기를 이기면 그 사람은 야위지만 오래 산다(穀氣勝元氣 其
> 人肥而不壽 元氣勝穀氣 其人瘦而壽).

소식은 예나 지금이나 건강을 위한 바른 길인 것이다.

소식을 해야 하는 또 다른 이유는 인체의 에너지 소모와 관련이 있다. 음식을 먹으면 소화를 시켜야 하는데, 과식을 하면 인체는 소화·흡수·배설에 많은 에너지를 소모한다. 반면에 식사량을 줄이면 소화·흡수·배설에 사용될 에너지가 인체를 치유하는 데 사용된다. '소식을 해야 장수한다'는 것은 바로 이런 이유 때문이다.

내 몸에 해로운 행위 하지 않기

식적의 예방과 해소에는 물의 섭취가 큰 도움이 될 수 있다. 예부터 질병이 생기면 일단 맑고 깨끗한 물을 마시고, 그래도 증상이 좋아지지 않으면 약을 써야 한다고 했다. 따라서 물은 약에 우선되는 1차적 처치인 셈이다. 물은 우리 몸을 지켜주는 생명의 원천으로, 체온을 조절하고 노폐물을 배출하고 피로를 회복하게 해주어 면역력 강화에 도움을 준다. 세계보건기구(WHO)에서는

"하루 2L의 좋은 물을 마시는 것만으로도 질병의 80%가 예방된다"고 발표했다.

다만 어떻게 마시느냐에 따라 물이 식적 해소에 도움이 되기도 하고 방해가 되기도 한다. 만약 식사 직전이나 직후에 물을 많이 마시면 소화를 방해해서 오히려 식적을 유발할 수 있다.

식적을 예방하려면 일단 섭취하는 음식과 물에 주의를 기울여야 하지만, 이미 식적 증상이 있다면 식사와 식사의 간격을 최소 4시간 이상 두는 것이 좋다. 또 식사 직후에 산책을 할 필요가 있다. 걷기는 식적 예방에 도움이 된다. 다만 과한 운동은 오히려 위에 부담을 주어 소화에 방해가 될 수 있다.

옷도 주의할 필요가 있다. 몸에 너무 꽉 끼는 옷은 복부 주변을 압박해 소화기관에 부담을 줄 수 있다.

《동의보감》에는 '자기 몸에 해로운 행위를 하지 않는 것이 수명을 늘리는 기술이다(養生以不損爲延年之術)'라는 말이 있다. 음식을 먹는 것은 분명히 생명 유지에 꼭 필요한 일이지만 육류와 밀가루 음식, 인스턴트식품을 많이 먹고 채소와 과일, 통곡물을 멀리하는 것은 오히려 '몸에 해로운 행위'를 자처하는 셈이다.

지금 나는 식적 상태일까?

식적이 있는지를 스스로 진단하는 방법이 있다. 일단 식사 후에 불편함이 생기면 반드시 체크해본다. 만약 다음과 같은 증상이 2~3개월가량 지속된다면 반드시 조치를 취해야 한다.

트림을 자주 한다

식사 후에 트림을 하는 것은 일반적인 일이다. 그런데 계속해서 트림이 나오는 건 위장에 문제가 생겼다는 신호일 수 있다. 또 트림과 함께 메스꺼움이 느껴지면 식적일 가능성이 크다. 지나치게 빨리 먹어도 식적이 생기니 천천히 꼭꼭 씹어 먹도록 노력한다.

복부에 통증이 있다

명치나 그 주변의 복부를 눌렀을 때 딱딱한 돌멩이가 있는 것처럼 뭉쳐 있고 그곳을 자극했을 때 통증이 있다면 식적을 의심해볼 수 있다. 일반적으로 명치를 눌렀을 때는 특별한 통증 없이 편안해야 한다. 하지만 그렇지 않다면 쌓이고 뭉친 것이 있다고 봐야 한다. 만약 배꼽 주변에 이런 증상이 있다면 대장이나 소장 부위에서 식적이 생겼을 수 있다.

체한 느낌, 더부룩한 느낌이 자주 생긴다

가장 대표적인 식적의 증상이다. 몸에 노폐물이 쌓이고, 특히 소화기 쪽에 문제가 있으면 체한 것처럼 답답하고 더부룩한 증상이 생긴다. 이런 상태에서 또다시 음식을 먹으면 증상이 더 심해진다.

혀에 설태가 낀다

식적이 있으면 혀에 하얀 설태가 낄 수 있다. 체내에 축적된 노폐물이 혀로 이동해서 설태가 되는 것이다. 때로는 안색이 누렇게 될 가능성도 있다.

몸이 잘 붓는다

식적이 생기면 몸의 기혈 순환에 장애가 생긴다. 이와 동시에 체내에 있는 각종 액체, 즉 체액의 순환도 방해를 받는다. 이때 쌓인 노폐물과 배출되지 않은 체액이 몸을 붓게 만든다.

현대인에게 식적은 흔한 증상이 되어버렸다. 그만큼 음식을 절제하지 못하거나 인스턴트식품을 자주 먹어서 음식으로 인한 문제를 겪는 사람이 많아졌다는 의미이다. 식적은 만병의 원인이다. 식습관을 개선하지 않고서는 고지혈증을 비롯한 고혈압, 당뇨병, 암 등의 질병을 예방하고 치유한다는 것은 불가능에 가깝다는 사실을 알아야 한다.

식적을 해결하기 위한
처방과 한약

대장과 소장, 비장과 위장이 약해져서 소화, 흡수, 배설이 원활하지 않으면 식적이 생기는 경우가 많다. 이때는 각 기관의 기능을 보강하고 소통시키는 한약을 쓰는 것이 좋다.

- **안중탕** : 비위가 약한 데다 찬 기운에 상해서 소화불량, 복통, 오심, 구토, 신물이 올라오는 식적을 다스린다.

  [주요 약재] 구감초 15g, 계지 7.5g, 건강 7.5g, 현호색 7.5g, 소회향 7.5g, 사인 5g, 모려 6g

- **후박온중탕** : 비위가 허하고 약해서 복부에 가스가 차고 아프며, 찬 음식을 먹으면 배가 아픈 식적을 다스린다.

  [주요 약재] 건강 6g, 후박 4g, 진피 4g, 복령 4g, 초두구 2g, 목향 2g, 구감초 1.5g, 생강 3g, 대추 2g

- **평위산** : 평소 과식을 즐기고, 소화가 잘되지 않고 잘 체하는 식적을 다스린다.

  [주요 약재] 창출 6g, 진피 4.5g, 후박 3g, 구감초 2g

- **곽향정기산** : 비장을 보강해서 소화 기능을 활성화하고 미열을 내려서 식적을 다스린다.

  [주요 약재] 곽향 5g, 소엽 2g, 백지 2g, 대복피 2g, 복령 2g, 백출 1.5g, 진피 1.5g, 반하 1.5g, 후박 1.5g, 길경 1.5g, 감초 1.5g, 생강 3g, 대추 2g

- **이중탕** : 비위가 약하고 몸이 냉해서 구토와 복통이 생기고, 복부에 가스가 가득 차고, 소화가 잘 안 되는 식적을 다스린다.

  [주요 약재] 인삼 3g, 건강 3g, 구감초 3g, 백출 3g

- **불환금정기산** : 체력 저하로 생긴 소화불량, 오심, 구토, 식욕부진, 어지럼증 등의

식적을 다스린다.

[주요 약재] 창출 7g, 후박 4g, 진피 4g, 곽향 4g, 반하 4g, 감초 4g, 생강 3g, 대추 2g

● **보중익기탕** : 비위와 기가 허약해 두통, 입 마름증을 느껴서 뜨거운 물을 먹으려 하고, 피곤함과 권태감을 느끼고, 사지에 힘이 없는 식적을 다스린다.

[주요 약재] 황기 15g, 구감초 4.5g, 인삼 9g, 당귀 9g, 백출 9g, 진피 6g, 시호 3g

● **삼출건비탕** : 식욕부진, 소화불량, 위가 붓고 그득하여 불편한 증상, 설사, 사지무력이 생기는 식적을 다스린다.

[주요 약재] 인삼 3g, 백출 3g, 백복령 3g, 후박 3g, 진피 3g, 산사 3g, 지실 2.5g, 사인 1.5g, 백작약 1.5g, 신곡 1.5g, 맥아 1.5g, 감초 1.5g, 생강 3g, 대추 2g

05
어혈을 제거한다

'어혈'은 한의학 용어이지만 매스컴에서 워낙 많이 다뤄서 이미 익숙하게 쓰이고 있다. 그렇더라도 여기서 한번 더 짚고 넘어가겠다. 들어서 대충 아는 것과 체계적으로 제대로 아는 것은 큰 차이가 있기 때문이다.

어혈은 국소적으로 혈액 순환이 정체되거나 변화된 상태, 혈액이 흐르는 속도가 떨어져서 정체된 상태를 말한다. 흔히 죽은 피 혹은 더러운 피라고 표현된다. 이러한 정의는 사실 서양의학에는 존재하지 않는, 한의학만의 독특한 정의이다. 일반적으로 어혈은 수술, 교통사고, 외상으로 큰 출혈이 있는 사람에게만 있다고 생각할 수 있지만 정도의 차이일 뿐 대부분의 사람들에게 있다고 봐도 무방하다.

나쁜 음식이 만드는 나쁜 혈액

심하게 타박상을 입은 피부를 떠올리면 어혈을 이해하기 쉽다. 대체로 퍼렇게, 더 심한 경우는 거무스름한 반점이 생긴 상태 말이다. 즉 어혈은 외부의 충격, 내부의 기혈 순환장애로 인해 혈관 내부에서 정체된 혈액의 상태를 말한다. 어혈은 체내의 여러 원인으로 인해 혈액이 흐르는 속도가 느려지거나 정체되었을 때에도 발생한다. 겉으로는 드러나지 않지만 그 내부는 타박상 정도의 심각한 상태에 이르기도 한다.

어혈이 생기는 첫 번째 원인은 스트레스와 그로 인한 기혈의 순환장애다. 스트레스를 받으면 몸이 냉해지면서 혈관이 수축해서 혈액 순환이 느려지고, 체온이 저하되면서 어혈이 발생한다. 《동의보감》〈내경편 – 혈문〉에는 '혈이 따뜻하면 선혈이 되고, 혈이 냉하면 엉키고 뻑뻑해서 어혈이 된다. 어혈의 빛은 검고 선혈의 빛은 붉다'라고 기록되어 있다. '혈이 따뜻하다'는 건 몸이 따뜻하다는 의미다.

어혈의 두 번째 원인은 질이 나쁜 음식이다. 질이 나쁜 음식을 먹으면 소화 과정에서 혈관 내에 찌꺼기와 덩어리가 생성되어 혈액의 상태가 나빠진다. 겉으로는 아무런 문제가 없어 보여도, 질이 나쁜 음식을 섭취하는 순간부터 몸이 상하는 것이다. 질이 좋은 음식이란 과일, 채소, 통곡물 등 자연에 가까운 음식들이며, 질이 나쁜 음식은 각종 첨가물을 잔뜩 넣어 인공적으로 만든 음식들이다. 질이 나쁜 음식을 먹어 혈액의 상태가 나빠졌다면 아주 자연스럽게 어혈이 생기게 된다.

어혈을 해결하기 위한
처방과 한약

간, 신장, 방광, 그리고 명문(오른쪽 콩팥)의 기능이 약해지면 어혈이 생기고 혈액 순환에 장애가 생긴다. 따라서 이들 장기를 강화하고 혈액의 순환을 개선하는 것이 첫 번째로 해야 할 일이다. 기본적으로 사육탕, 육미지황탕, 팔미지황탕을 쓴다. 어혈을 집중 치료할 때는 도인승기탕, 통규활혈탕, 당귀수산, 온경탕을 쓴다.

- **사육탕** : 간과 신장, 방광을 보강하고 혈액을 보하여 어혈을 제거한다.

  [주요 약재] 숙지황 16g, 산약 8g, 산수육 8g, 목단 6g, 택사 6g, 적복령 4g, 당귀 4g, 천궁 4g, 작약 4g, 감초 4g, 생강 3g, 대추 2g

- **육미지황탕** : 간과 신장, 방광을 보강하여 어혈을 제거한다.

  [주요 약재] 숙지황 12g, 산수유 6g, 산약 6g, 택사 4.5g, 목단피 4.5g, 백복령 4.5g

- **팔미지황탕** : 위와 소장, 대장이 튼튼하고 설사가 없는 사람이 피로와 권태감을 호소하고 밤에 자주 소변 보는 증상을 개선하고 어혈을 제거한다.

  [주요 약재] 숙지황 12g, 산약 6g, 산수유 6g, 택사 4.5g, 복령 4.5g, 목단피 4.5g, 부자 1.5g, 계지 1.5g

- **도인승기탕** : 어혈이 아랫배에 울결되어 아랫배가 아프거나 소변을 잘 못 보는 증상을 개선하고 어혈을 제거한다.

  [주요 약재] 도인 12g, 대황 12g, 계지 6g, 감초 6g, 망초 6g

- **통규활혈탕** : 머리나 얼굴에 어혈이 정체되어 생기는 두통, 어지럼증 등의 증상을 개선하고 어혈을 제거한다.

  [주요 약재] 도인 9g, 홍화 9g, 적작약 3g, 천궁 3g, 노총근(파뿌리) 3개, 생강 3g, 대추 2g,

사향 0.05g, 황주 1홉

- **당귀수산 :** 혈액이 정체되어 생기는 소복통, 타박으로 인해 기혈이 뭉쳐 생기는 어혈, 열이 발생하는 어혈을 제거한다.

  [주요 약재] 당귀미 4.5g, 적작약 3g, 오약 3g, 향부자 3g, 소목 3g, 홍화 2.4g, 도인 2.1g, 육계 1.8g, 감초 1.5g

- **온경탕 :** 혈이 부족하고 어혈이 정체되어 생기는 복통, 월경통, 월경불순을 개선하고 어혈을 제거한다.

  [주요 약재] 오수유 9g, 당귀 9g, 작약 6g, 천궁 6g, 인삼 6g, 계지 6g, 아교 9g, 목단피 6g, 반하 9g, 맥문동 9g, 생강 6g, 감초 6g

06

비장의 기능을 강화한다

이제까지 고지혈증의 주요 원인인 담음, 식적, 어혈에 대해 살펴봤다. 그런데 이 세 가지 외에 고지혈증을 생기게 하는 주요 원인이 하나 더 있다. 그것은 '비장(脾臟)'이라는 장기와 관련이 있다. 담음, 식적, 어혈이 고지혈증 유발의 직접적인 원인이라면, 비장의 기능 이상은 좀 더 근원적인 원인이며 전신의 상태와 관련이 있다.

비장은 일반인에게는 익숙하지 않은 장기이다. 횡경막 아래, 위(胃) 뒤쪽에 위치해 있는데 대체로 주먹 크기보다 약간 작으며 무게는 100~150g 정도 된다. 인체에서 하는 역할은 결코 작지 않다. 음식물을 소화시키고 그것을 생명의 기본 물질로 만들어내는 역할을 한다. 생명의 기본 물질이란 기, 혈, 진액(津液), 정(精) 등이다. 이러한 물질들은 생명을 유지하는 기본 물질이면서 동시에 몸의 활력과 에너지를 담당하고 있다. 즉 비장의 주된 기능은 음식으로 기혈의 에너지를 만들어서 주로 심장과 폐, 머리와 눈으로 기혈을 보내고 내장으로도 기혈을 보내 오장육부의 기능을 돕는 것이다.

비장의 기능이 저하되면 음식으로 기혈을 만드는 기능이 떨어져 음식의 소화·흡수·배설이 원활하지 않고, 혈액이나 진액의 생성이 부족해져서 기혈을 전신이나 오장육부에 보내는 데 문제가 생겨 다양한 증상이 발생할 수 있다. 속이 늘 더부룩하기 때문에 식욕이 사라지고, 왠지 모르게 몸에 힘이 없고 피로감을 느끼는 것이 대표적이다.

비장은 혈액과도 관련이 있다. 중요한 기능 중의 하나가 '통혈(統血)' 작용이다. 이는 혈액이 혈관 속에 잘 머무르고 순환을 원활하게 하는 역할을 한다. 통혈 작용이 원활히 이루어지지 않으면 콜레스테롤 수치가 비정상적으로 높아진다. 그 결과 혈액이 탁해지고 고지혈증이 생기게 된다.

비장의 기능을 정상으로 유지하기 위해서는 생활습관이 매우 중요하다. 음식으로는 따뜻한 국물이나 차가 좋으며, 생강·부추·양파 등 체온을 올리는 음식도 도움이 된다. 식사를 할 때는 과식하지 않도록 주의해야 한다. 소화하기가 버거울 정도로 많이 먹거나 체하게 되면 소화 기능이 약해지고 비장에 직접적으로 안 좋은 영향을 미치게 된다. 어느 정도 단맛이 나는 음식인 고구마, 유자, 꿀 등이 소화에 도움이 될 수 있지만 역시 과도하게 섭취하면 오히려 소화 기능에 무리를 주게 된다. 각종 콩 식품이 비장을 튼튼하게 만들고 원기를 보충해주며, 현미·보리·기장·율무·수수 등의 곡류가 비장을 강하게 해준다.

운동도 비장의 건강에 도움이 되는데, 특히 손발을 꾸준하게 자극하면 비장은 물론 심폐 기능이 강화된다. 엄지발가락이나 발바닥의 용천혈을 자극하는 것도 좋고, 시간이 날 때마다 손바닥 곳곳을 꾹꾹 눌러주는 것도 도움이 된다.

비장의 기능을 강화하기 위한
처방과 한약

비장은 음식을 기혈로 만드는 작용과 만들어진 기혈을 모든 장기와 기관에 전달하는 역할을 한다. 비장의 기능이 저하되면 담음, 식적, 어혈이 생길 수 있고 혈액 순환에 장애가 생긴다. 따라서 비장의 기능을 강화하고 기혈의 순환을 개선하는 사군자탕, 육군자탕, 보중익기탕, 귀비탕, 이중탕, 후박온중탕, 소건중탕, 삼출건비탕 등의 한약을 쓰는 것이 좋다.

- **사군자탕 :** 비위가 약하여 전신으로 기혈 순환이 안 되는 모든 증상을 다스리며, 사지가 무력하고, 목소리에 힘이 없고, 식욕이 적고, 설사하는 증상을 개선한다.
  [주요 약재] 인삼 10g, 백출 9g, 백복령 9g, 감초 6g

- **육군자탕 :** 비위가 약하여 사지가 무력한 증상, 식욕부진, 설사, 가슴 답답함, 대변 부실, 담음을 개선한다.
  [주요 약재] 인삼 10g, 백출 9g, 백복령 9g, 감초 6g, 진피 6g, 반하 9g, 생강 3g, 대추 2g

- **보중익기탕 :** 비위와 기가 허약해 두통, 입 마름증을 느껴서 뜨거운 물을 먹으려 하고, 피곤함과 권태감을 느끼고, 사지에 힘이 없는 식적을 다스린다.
  [주요 약재] 황기 15g, 백출 9g, 인삼 9g, 당귀 9g, 진피 6g, 구감초 4.5g, 시호 3g

- **귀비탕 :** 비장의 기능이 허약해 생기는 소화장애와 불안감을 완화하여 담음을 제거한다.

  [주요 약재] 황기 12g, 인삼 12g, 백출 9g, 복령 9g, 용안육 9g, 산조인 9g, 당귀 6g, 원지 6g, 목향 4.5g, 구감초 4.5g.

- **이중탕 :** 비위가 약하고, 몸이 냉해서 구토와 복통이 있고, 복부에 가스가 가득 차고 소화가 잘 안 되는 식적을 다스린다.

  [주요 약재] 인삼 3g, 건강 3g, 구감초 3g, 백출 3g

- **후박온중탕 :** 비위가 허하고 약해서 복부에 가스가 차고 아프며, 찬 음식을 먹으면 배가 아픈 식적을 다스린다.

  [주요 약재] 건강 6g, 후박 4g, 진피 4g, 복령 4g씩, 초두구 2g, 목향 2g, 구감초 1.5g, 생강 3g, 대추 2g

- **소건중탕 :** 비위가 허하고, 배가 아프고, 따뜻하게 하면 통증이 덜 하고, 가슴이 답답하고, 마음이 불안한 증상을 다스린다.

  [주요 약재] 작약 18g, 계지 9g, 구감초 6g, 생강 3g, 대추 2g

- **삼출건비탕 :** 비위의 기가 허약해 식욕부진, 소화불량, 위장이 붓고 아픈 증상, 설사, 사지무력이 생기는 식적을 다스린다.

  [주요 약재] 인삼 3g, 백출 3g, 백복령 3g, 후박 3g, 진피 3g, 산사 3g, 지실 2.5g, 사인 1.5g, 백작약 1.5g, 신곡 1.5g, 맥아 1.5g, 감초 1.5g, 생강 3g, 대추 2g

07

고지혈증, 고혈압, 당뇨병은 한통속이다

복무쌍지 화불단행(福無雙至 禍不單行). '복은 짝을 지어서 오지 않고, 화는 혼자 다니지 않는다'는 말이다. 서양에도 이와 비슷한 속담이 있다. '불행은 홀로 오지 않는다. 재앙은 번번이 겹쳐서 온다(Misfortune never comes alone. It never rains but it pours)'인데 이 말들은 질병에도 꼭 들어맞는다.

3고(高) 질환인 고혈압, 당뇨병, 고지혈증이 특히 그렇다. 고지혈증 환자들은 고혈압도 있고, 당뇨병까지 가진 환자들도 많다. 엎친 데 덮친 격이다. 그 이유는 이 세 가지 질병이 '한통속'이라고 봐도 무방하기 때문이다. 하나가 생기면 다른 문제가 따라오고, 연이어 또 다른 문제도 이어져 3고 질병을 한꺼번에 얻게 된다.

그런데 이런 상황을 거꾸로 생각해서, 만약 고지혈증 – 고혈압 – 고혈당의 악순환을 끊는다면 이들 질병에서 한꺼번에 벗어날 수 있지 않을까.

엎친 데 덮친 격, 악순환 이어져

2018년 대한고혈압학회, 대한당뇨병학회, 한국지질동맥경화학회가 공동으로 국내 3대 만성질환이라고 할 수 있는 고지혈증, 고혈압, 당뇨병의 유병 및 관리 실태를 분석했다. 그 결과 세 가지 질병 중에서 두 가지 질병을 않는 환자는 10년 전 156만 명에서 399만 명으로 급증했다. 세 가지 질병을 모두 가지고 있는 환자는 34만 명에서 무려 141만 명으로 늘어났다.

문제는 이 세 가지 질병이 함께할수록 치명적인 영향을 발휘한다는 점이다. 중국 난징대학교 의대 연구팀이 조사한 바에 의하면, 당뇨병만 가지고 있는 환자의 심근경색 발병률은 0.42%였지만, 당뇨병과 고지혈증을 함께 가지고 있을 때는 1.75%, 여기에 고혈압까지 가지고 있으면 2.54%까지 늘어났다. 이 중에서 한 가지 질병만 있어도 문제가 되는 마당에 세 가지 질병이 뭉치면 '폭탄'이 된다는 이야기다. 국내의 여러 연구 결과들을 종합하면 다음과 같은 무서운 결론이 도출된다.

- 65세 당뇨병 환자 중 68%는 심장질환으로, 16%는 뇌졸중으로 사망한다.
- 당뇨병 환자는 당뇨병이 없는 환자에 비해 심장병으로 사망할 확률이 2～4배 높다.
- 당뇨병 환자는 뇌졸중, 협심증으로 수술 받을 확률이 4배 높고, 뇌출혈은 2배 높다.

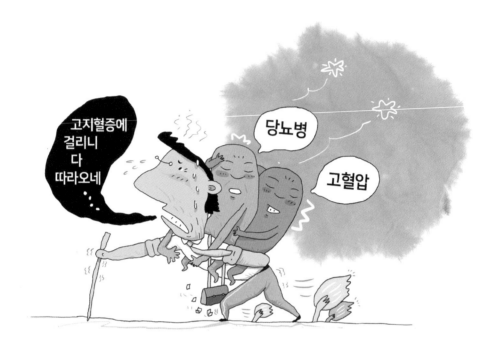

고지혈증, 고혈압, 당뇨병을 합쳐서 '3고(高) 질병'이라고 한다.
이 중에서 한 가지 질병만 있어도 문제가 되는 마당에
세 가지 질병이 뭉치면 혈액과 혈관 건강을 망치는 '폭탄'이 되고 만다.

이처럼 위험한 이유는 세 가지 질병 모두 혈액·혈관과 관련이 있기 때문이다. 혈액·혈관이 위험하면 건강에 치명적이라는 건 상식이다. 혈관은 혈액이 인체 곳곳을 돌아다니며 산소와 영양소를 조직들에 전달하고 노폐물을 수거하는 통로다. 우리는 머리끝부터 발끝까지 혈액과 혈관의 도움 없이는 생명을 유지할 수 없다. 그런 혈액과 혈관에 문제가 생기고 급기야 막히면 생명이 유지될 수 없는 건 너무도 당연한 일이다.

고혈당은 혈관에 염증을 일으킨다

우선 당뇨병과 혈액·혈관의 관계를 살펴보자. 당뇨병은 췌장에 이상이 생겨서 인슐린 분비 저하나 부족으로 혈액에 당(糖) 성분이 많은 질병이다. 그래서 혈관과는 별 관련이 없다고 생각하는데, 그렇지 않다. 혈액에 포도당이 과도하게 들어 있으면 혈액 속 알부민이라는 물질과 결합하고 이는 '최종 당산화물'로 변한다. 바로 이 물질이 혈관벽에 염증을 일으킨다. 이렇게 생긴 염증은 혈전 등의 찌꺼기를 만들어 자연스럽게 작은 혈관들을 막히게 한다.

인슐린도 마찬가지의 역할을 한다. 일반적으로 인슐린 저항성이 높은 것을 2형 당뇨병이라고 하는데, 이때에도 혈관에는 염증이 번지기 시작한다. 일반적으로 당뇨병을 6년 이상 앓게 되면 신경에 혈액을 공급하는 미세혈관부터 손상되고 막히기 시작한다. 이후 증상이 계속되면 눈의 망막 혈관이 고장나고, 콩팥 혈관에까지 문제가 생긴다. 이러한 현상은 온몸으로 확대되어 손발로 번지고, 당 성분이 많기 때문에 세균이 생기기도 한다. 당뇨병 환자들의 발이 괴사되는 것도 바로 이런 이유 때문이다.

고혈압은 혈관을 손상시키고, 혈관 손상은 고지혈증의 위험성을 높인다

고혈압과 혈관 건강도 직결되어 있다. 심장에서 뿜어져 나온 혈액이 온몸을 순환하는 데 걸리는 시간은 40~50초 정도에 불과하다. 이처럼 혈액이 빠르게 이동하는 만큼 혈관이 받는 압력도 상당하다. 물론 건강한 사람이라면 이 정도의 압력은 충분히 감당하겠지만, 어떤 원인으로 혈액의 압력이 갑자기 더 높아지면 문제가 된다.

예를 들어 수로에 물이 적당량 흐르면 물이 넘칠 일도 수로가 망가질 일도 없지만, 갑자기 4~5배의 물이 수로로 흘러 들어오면 물의 압력에 의해 수로가 금이 가거나 손상되는 등 파손될 수밖에 없다. 이처럼 수로가 망가지듯 혈관이 망가지는 것이다.

혈관이 망가지기 시작하면 고지혈증의 위험성도 높아진다. 콜레스테롤은 혈관의 손상된 부위에 잘 쌓이는데, 콜레스테롤이 혈관에 쌓이면 혈압이 높아지는 것은 물론 혈관이 좁아진 부위에서 고혈당으로 인한 염증이 더 기승을 부린다. 또 LDL콜레스테롤의 양이 많아지면서 LDL콜레스테롤과 HDL콜레스테롤의 균형이 깨진다. 한마디로 화(禍)가 화를 부르고, 재앙이 재앙을 부르는 셈이다.

3고 질병은 선순환도 연쇄적으로 일어난다

불행 중 다행인 건, 이렇게 3고 질병이 함께 오면 그 퇴치 또한 한꺼번에 할 수 있다는 점이다. 일단 하나의 질병에라도 잘 대처하면 나머지 두 가지 질병에 대처하는 것이 훨씬 쉬워지고, 자연스럽게 다른 질병들이 예방되는 경우가 대부분이다. 실제 연구 결과에 의하면 수축기 혈압을 10mmHg만 낮춰도 당뇨 합병증의 발병률이 12% 감소하고, 심근경색 발병률이 11% 낮아지고, 미세혈관 합병증은 13%가 줄어든다. '선순환'이 일어나는 것이다.

인체에 어떤 문제가 생기면 그 여파가 다른 장기, 다른 부위로 옮겨가면서 더 큰 문제를 일으키는 반면, 몸이 정상화되는 과정이 시작되면 그 여파로 다른 장기, 다른 부위도 연쇄적으로 건강해진다. 악순환과 선순환 중에서 무엇을 선택할지는 건강을 지키려는 자신의 의지와 실천이 결정한다.

PART 4

생활습관의 변화로
되찾는 건강

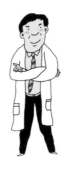

생활습관을 바꾸는 일은 어려운 일이다.
하지만 불가능한 일은 아니다.
인체는 일종의 '관성'이 있어서 처음에는 변화를 거부하지만
관성의 문을 넘어 변화의 즐거움을 느끼기 시작하면
그때부터는 '활력 넘치는 몸'이라는 신세계가 열리면서 누가 억지로 시키지 않아도
스스로 습관을 변화시키기 위해 노력하게 된다.
고지혈증을 스스로 이겨내려면 가장 먼저 생활습관을 바로잡아야 한다.
먹고 자고 감정을 처리하는 방식을 바꿔야 그 위험성에서 벗어날 수 있다.
물론 처음부터 '완전히 바꾸겠다'는 단호한 마음을 먹는 것도 좋지만,
한꺼번에 모든 것을 바꾸려고 했다가는 심리적으로 지치고 힘들어
모든 것을 포기할 가능성이 있다.
그러니 천천히, 하루에 한 가지씩 바꿔가자.
그러면 건강을 되찾는 훌륭한 변화를 몸소 느끼게 될 것이다.

01

밤 숙면이 기혈 순환과
면역 작용을 돕는다

　'잠이 보약'이라지만, 숙면은 쉽지 않은 일 같다. 국민건강보험공단에 따르면 수면장애 환자는 2016년에는 50만 명이 채 안 되었지만 매년 평균 8%씩 증가해 2021년에는 67만 명을 넘어섰고, 현재에는 70만 명을 넘어설 것으로 예상된다. 수면 관련 제품이 늘어나고 있음에도 불구하고 정작 잠을 잘 못 자는 사람은 계속 늘고 있는 것이다.

　문제는 수면 부족이 고지혈증에 적지 않은 영향을 미친다는 점이다. 따라서 고지혈증에서 벗어나고 싶다면 일단 자신의 수면 시간과 수면 습관을 되돌아봐야 한다. 잠이 부족하거나 제대로 못 자면 혈압과 혈당은 물론 혈중 콜레스테롤도 동시에 상승하기 때문이다.

밤 11시부터 새벽 3시까지는 숙면해야 하는 시간

잠을 제대로 못 자면 건강에 심각한 영향이 갈 수밖에 없다. 미국 펜실베이니아대학교 연구팀에서 연구한 바에 따르면, 수면 시간이 5~6시간 이하인 사람은 건강 상태가 전반적으로 좋지 않은 것으로 나타났다. 특히 수면 시간이 5시간 이하인 사람은 7~8시간인 사람보다 콜레스테롤 수치가 높을 가능성이 2배나 됐다. 동양인의 경우에는 수면 부족과 고지혈증의 연관성이 가장 두드러지는 것으로 나타났다.

핀란드에서도 비슷한 연구 결과가 있었다. 21명의 참가자들을 대상으로 5일간 수면 실험을 한 결과, 수면이 부족한 사람에게서는 콜레스테롤을 조절하는 유전자의 발현이 감소해 심혈관질환의 위험성이 높아지는 것으로 나타났다.

수면은 한의학에서 '최고의 보약'으로 여길 만큼 인체의 건강에서 중요한 요소다. 중국 고전 《황제내경》에는 '밤에 사람의 기운이 오장육부로 들어가 오장을 튼튼하게 만든다'는 구절이 있다. 그만큼 수면이 전신 건강에 미치는 영향이 크다는 의미이다.

수면이 이렇게 중요한 이유는 '경락의 운행' 때문이다. 우리 몸은 자연의 섭리에 따라서 활성화되는 경락의 부위가 다르다. 밤 11시부터 새벽 3시까지 활성화되는 경락은 '간과 담'의 경락이다. 간은 '인체의 화학공장'으로서 체내로 들어오는 영양분의 대사를 담당하는 것은 물론, 호르몬 조절과 면역 작용을 한다. 담은 흔히 '쓸개'라고 불리며, 쓸개즙을 분비해 소화를 돕고 지방을 분해한다. 이러한 간과 담의 경락이 활성화되어 피로물질을 원활히 해소하고 독소를 배출하려면 그 시간 동안 잠을 잘 자야 한다. 특히 간에서 만들어지는 담즙은 체내 노폐물을 배출하고 콜레스테롤이 체내에서 균형을 이룰 수 있도록 도움을 주지만, 수면을 제대로 취하지 못하면 콜레스테롤의 조절 능력이 떨어져 전신의 활력이 저하되면서 건강에 악영향을 미친다.

수면에 관해서는 '밤에 충분히 못 자면 낮에 잠시 자는 것도 괜찮다'라는 의견이 있다. 서양의학의 연구에 의하면, 지나치게 길지만 않다면 낮에 자는 것은 피로를 푸는 좋은 방법일 수 있다. 그러나 중요한 것은 낮잠을 얼마나 자느냐다. 낮잠을 1시간 이상 자거나 너무 깊이 자면 생체리듬이 방해받기 때문에 밤에 잠이 잘 들지 않고, 다음날에도 낮에 자게 되는 악순환에 빠진다. 건강한 낮잠은 30분 이내여야 한다. 늘 낮잠을 30분 이상 자거나 그럴 수밖에 없는 체력이라면 밤에 숙면하지 못하거나 건강에 문제가 있다고 여겨야 한다.

《동의보감》의 충고, '낮잠을 자면 기가 빠진다'

낮잠을 30분 이내로 오후 2시에서 4시 사이에 자는 것은 피로 회복에 도움이 될 수 있다. 그러나 1시간 이상 낮잠을 자면 오히려 기력을 잃고 저녁에 불면을 겪을 수 있다. 《동의보감》에서도 낮잠을 오래 자는 것을 좋지 않은 습관으로 보고 '낮잠을 자면 기(氣)가 빠진다'고 충고한다. 밤에 충분히 자고 낮에는 활동적으로 움직이는 것이 몸의 기혈 순환에는 가장 좋은 습관이다.

《동의보감》〈내경편〉에서는 '잠을 잘 자는 법'에 대해 기술하고 있다.

우선, 똑바로 누워서 자거나 엎드려서 자는 것은 매우 좋지 않은 방법이다. 잘 때는 몸을 옆으로 하고 다리를 구부려서 심장의 기운을 돋우고, 잠에서 깨어 있을 때는 다리를 바로 뻗는 것이 좋은 자세다.

입은 다물고 자야 한다. 입을 열고 자면 몸의 기운이 입을 통해서 빠져나가고 좋지 않은 냉기나 한기가 입을 통해 몸속으로 들어와 질병을 일으킬 수 있기 때문이다.

배가 너무 고파서 잠이 오지 않으면 음식을 조금 섭취하고 자는 것은 권할 만하다. 반대로 배가 불러서 잠이 오지 않으면 소화를 시킨 후에 자야 한다.

침대 주변에는 불빛이 없어야 하는데, 불빛이 있으면 정신과 영혼이 불안해지기 때문이다.

나이가 들수록 밤잠을 설치는 경우가 흔한데, 《황제내경》에 의하면 '노인은 기혈이 쇠약하고 근육이 마르고 기가 도는 길이 막혀서 낮에도 정신이 맑지 못하고 밤에는 잠을 못 잔다'. 따라서 나이가 들수록 낮에 활동적으로 생활해서 밤에 잠이 잘 올 수 있도록 해야 한다.

잠자는 시간은 규칙적인 것이 좋다. 한의학에서는 잠자는 것을 음(陰)이라 하고 낮에 활동하는 것을 양(陽)이라고 한다. 따라서 음의 기운이 가장 활발한 때가 최적의 수면 시간이라고 보는데, 그 시간이 밤 11시 전후이다. 따라서 아무리 늦어도 이 시간에는 잠이 들고 아침 7~8시에는 일어나야 건강한 숙면을 취할 수 있다.

얼마나 자느냐와 잠을 자는 시간대는 계절에 따라 조금씩 달라진다. 여름에는 잠을 적게 자도 되지만 겨울에는 잠을 충분히 자는 것이 좋다. 봄과 여름에는 늦게 자고 일찍 일어나고, 가을에는 일찍 자고 일찍 일어나며, 겨울에는 일찍 자고 늦게 일어나는 것이 좋다. 여기에서 '빠르거나', '늦게'라는 말은 대략 '최적의 수면 시간에서 1시간 빠르거나 늦게'라고 생각하면 된다.

우리는 흔히 잠자는 것을 하루의 마무리라고 생각한다. 하지만 정확하게는 '새로운 하루의 시작'이다. 잠을 잘 자야 다가오는 하루도 건강하게 지낼 수 있기 때문이다. 고지혈증은 물론 만병의 극복을 위해서라도 수면 시간을 지키고 수면의 질을 높이려는 노력을 기울여야 한다.

잠을 제대로 못 자는
이유는 무엇일까?

잠을 제대로 못 자는 이유는 여러 가지다. 한의학에서는 그 이유를 크게 다섯 가지로 나눈다.

- **사결불수(思結不睡) :** 생각이 지나치게 많고 고민이 너무 많으면 밤에 잠을 잘 못 잔다. 가슴이 답답하고 두근거리며 소화도 잘되지 않는 경우가 있다.
- **영혈부족(營血不足) :** 혈액이 부족해서 잠을 잘 못 잔다. 수술로 피를 많이 흘렸거나 출산이나 과로를 했을 때도 마찬가지 증상이 생긴다.
- **음허내열(陰虛內熱) :** 면역력 부족으로 인한 허열(虛熱)이 생겨서 잠을 잘 못 잔다. 허열이란 면역력이 부족해서 생기는 염증으로 인한 열을 의미한다.
- **심담허겁(心膽虛怯) :** 평소에 겪지 않은 스트레스나 충격적인 일을 겪었을 때 심신이 불안정해서 잠을 잘 못 잔다.
- **담연울결(痰涎鬱結) :** 체내의 진액이 뭉쳐서 만들어진 끈끈한 분비물인 담으로 인해 기혈의 순환이 정체되어 가슴이 두근거리고 잘 놀라 잠을 잘 못 잔다.

각 증상의 원인을 제거하거나 증상에 맞는 한약을 복용하면 수면의 질이 더 좋아질 수 있다.

02

몸속에 들어온 독소,
빠르게 배출하는 법

고지혈증에서 벗어나기 위해 습관적으로 해야 할 일 중의 하나는 혈액 속 독소를 배출하는 것이다. 혈액은 산소와 영양소를 공급하는 일도 하지만 체내의 독소를 배출하는 일도 하는데, 만약 이 기능이 저하되면 독소가 쌓여서 혈액은 물론 혈관에도 악영향을 미친다. 즉 독소가 어혈이 되어 고지혈증을 유발하는 요인이 된다. 이러한 독소는 음식물뿐만 아니라 약물·화장품·샴푸·린스 같은 화학물질, 그리고 공기를 통해서 전방위적으로 우리 몸을 공격하고 있다.

먹으면 독이 되는 것들

음식을 통해서 체내에 유입되는 가장 대표적인 독소는 식품첨가물이다. 집에서 만든 건강한 자연식이 아닌, 인공적으로 가공된 거의 대부분의 식품에는 첨가물이 들어간다. 국내에서 사용되는 식품첨가물의 종류만 무려 500여 가지가 넘는다. 그 종류도 매우 다양해서 보존제, 살균제, 표백제, 조미료, 감미료, 팽창제, 강화제, 증점제, 산화방지제 등 자극적인 맛과 먹고 싶어지는 빛깔을 내고 보존 기간을 늘리는 데 필요한 온갖 첨가물이 다 동원된다.

중요한 사실은 '패스트푸드'라고 칭해지는 거의 모든 음식, 즉 청량음료, 어묵, 라면, 햄, 마요네즈, 젓갈류, 사탕, 아이스크림, 잼 등 우리가 일상적으로 찾게 되는 식품들에 첨가물이 가득 들어 있다는 점이다. 하다못해 일부 우유와 요구르트에도 색을 변화시키거나 맛을 내기 위한 첨가물이 들어간다. 조사 기관에 따르면, 식품첨가물 섭취량은 1인당 1년에 4kg에서 많게는 25kg에 육박하는 것으로 알려지고 있다. 이 중 50~80%는 자연스럽게 배출이 된다지만 나머지 20~50%는 체내에 남기에 안심할 수 없다. 게다가 이러한 배출 능력은 건강한 사람 기준이라 어린이, 청소년, 노인, 그리고 질병이 있는 사람의 몸에는 더 많은 첨가물이 독소로 남는다고 볼 수 있다.

약물 역시 화학물질이라 우리 몸에 독소를 남긴다. 일시적으로 통증을 완화하고 질병에 대응하는 작용을 하지만, 기본적으로 화학물질이기 때문에 간을 비롯한 해독 기관에 적지 않은 부담을 줄 수밖에 없다.

사용할수록 우리 몸에 독이 되는 것들

최근 지구온난화로 인한 이상기후로 냉해, 열대야, 태풍, 지진 등이 자주 발생하면서 인간이 입는 피해가 늘어나고 있다. 또한 사막화와 각종 매연 등으로 악화되는 미세먼지, 대기오염물질은 인체에 다양한 문제를 일으킨다. 특히 공기 중 미세먼지와 각종 오염물질이 체내에 들어오면 독소로 작용해 인체는 크고 작은 질병에 시달리게 된다.

우리가 거의 매일 사용하는 샴푸, 린스, 치약, 섬유유연제 등에 함유된 합성 계면활성제는 화학물질이라 체내로 들어오면 독소로 작용한다. 이 성분은 물과 기름을 인공적으로 융합시키는 물질로 여러 가지 편리한 효과를 주지만, 화학적이면서 인공적으로 합성되기 때문에 당연히 우리 몸엔 독소가 될 수밖에 없다. 그런데도 우리는 매일 합성 계면활성제를 사용하면서 피부나 입으로 많은 독소를 받아들이고 있다. 매 순간 숨쉴 때마다 마시는 산소는 체내에서 활성산소를 만드는데, 쓰고 남은 2%의 활성산소가 독소로 작용한다.

음식물이 소화되는 과정, 노화된 세포가 죽고 재생되는 과정에서도 계속 독소가 발생한다.

물론 건강하고 면역력이 좋으면 이런 독소들은 몸이 충분히 배출할 수 있다. 그러나 면역력이 저하되거나 노화하면 몸은 독소 처리 능력이 부족해져서 노화, 고혈압, 당뇨병, 치매, 암, 폐질환, 신장질환, 심장질환, 동맥경화, 뇌졸중, 간질환, 신진대사장애, 피부질환, 파킨슨병, 만성피로, 우울증 등 수많은 질병의 주요 원인이 된다.

체내에 축적되기 전에 독소 배출하기

　혈액에 독소가 남아 있을 경우 가장 문제가 되는 것은 체온이 낮아지는 것이다. 낮은 체온은 거의 모든 질병에 관여하며, 가장 심각하게는 암 발병과도 관련이 있다. 체온이 35℃ 이하로 내려갈 경우 암세포가 활발하게 활동하기 시작하고, 면역력과 대사율이 떨어지며, 배설 기능이 저하되고, 자율신경계가 혼란스러워진다. 그리고 혈액 순환이 나빠져 독소를 배출하기 힘들어지고, 축적된 독소는 다시 혈액 순환을 악화시킨다. 그러면 우리 몸은 더 차가워져서 결국 질병의 굴레로 떨어지고 만다.

　몸이 이런 상태에 빠지면 두통, 어깨 결림, 안면홍조, 설사, 피로감, 변비, 가슴 두근거림, 호흡곤란, 거미혈관증 등 여러 가지 이상 증상들이 나타난다. 이 증상들은 몸이 보내는 경고인 동시에 자체적인 치유 반응이기도 하다. 예를 들어 혈액 순환이 느려지면 심장을 빨리 뛰게 하여 그 상황에서 벗어나려고 하는데 그 상황이 가슴 두근거림으로 나타나는 것이다.

　이러한 치유 반응 중에서 면역력과 관련해 가장 주목해야 할 것은 두드러기, 습진, 화농 등 피부질환이다. 면역의 핵심은 백혈구인데, 몸에 문제가 생기면 백혈구는 모세혈관을 확장해서 기능을 극대화하려고 한다. 그 과정에서 피부가 붓고 혈관 투과성이 높아지면서 피부가 딱딱해지거나 붉게 솟아오르거나 고름이 생기기도 한다. 이를 통해서 독소를 배출할 수 있기 때문이다.

　이처럼 면역력에 의해 독소를 피부로 배출하는 것도 중요하지만, 대변을 통한 독소 배출도 매우 중요하다. 우리 몸이 독소를 배출하는 세 가지 주요 방법은 땀, 소변, 대변이다. 그중에서도 대변은 장에 쌓인 독소를 한꺼번에 배출해 주기 때문에 더욱 중요하다. 문제는 변비다. 변비를 대수롭지 않게 생각하는 사람들이 많은데, 한 해 동안 변비로 병원을 찾는 사람들이 무려 60만 명이다. 이 정도면 '질병'이라고 부를 수 있겠다.

변비를 해결하는 가장 좋은 방법은 유산균, 김치, 청국장, 된장 등의 발효식품을 많이 섭취해서 장내 유익균을 늘리고 장운동을 활발하게 하는 것이다. 또 채소와 미역, 다시마, 고구마와 같이 섬유질이 풍부한 식품을 자주 먹으면 변비 개선에 도움이 된다.

수분 섭취도 영향을 미친다. 나이가 들수록 갈증을 잘 느끼지 않아 수분 섭취를 소홀히 할 수 있는데, 그러면 체내 수분이 부족해질 수 있다. 우리 몸에 수분이 부족하면 변비의 가능성이 높아지고 노화도 빨리 진행된다. 갓 태어난 아기의 몸은 90%가 수분이고, 80세 노인의 몸은 50%가 수분이다. 체내 수분이 줄어든다는 것은 노화가 진행된다는 증거이며, 몸이 약해진다는 것을 의미한다.

우리는 늘 '무엇을 먹을까?'를 생각한다. 맛있는 음식이 차고 넘치는 요즘에는 먹는 것이 큰 즐거움이자 고민이다. 하지만 건강을 생각하는 사람이라면 '어떻게 해야 잘 배출할까?'도 함께 생각해야 한다. 음식의 섭취와 배출이라는 이 단순한 사이클에 우리의 생명력이 달려 있음을 잊어서는 안 된다.

03

고지혈증과
트랜스지방의 악연

'지방' 하면 '비만과 만성질환을 유발하는 건강의 적'이라고 생각하는 사람들이 적지 않다. 물론 지방이 이런 오해를 받는 데는 그럴 만한 이유가 있다. 다른 3대 필수 영양소인 탄수화물과 단백질보다 2배 이상의 열량을 내기 때문이다. 따라서 많이 섭취할수록 살이 찌고 몸에 해가 된다고 여기게 된 것이다.

그런데 지방에도 여러 종류가 있다. 포화지방, 불포화지방, 그리고 트랜스지방이다. 이 중에서 절대적으로 피해야 할 지방이 트랜스지방이다. 트랜스지방은 자연에 존재하는 것이 아니라 인공적으로 만들어진 지방으로, 혈관에 쌓이면 각종 혈관 질환을 일으키고 인체의 면역력에 직접적인 타격을 가하는 최악의 지방이다. 그런데 우리가 '맛있다'고 표현하는 상당수의 음식에 트랜스지방이 들어 있어 특별한 주의가 필요하다.

트랜스지방은 최악의 식품

　지방은 인체에서 매우 중요하고 소중한 역할을 담당한다. 우선, 세포를 구성하고 세포에 에너지를 공급함으로써 체온을 유지한다. 이는 인간이 생명을 유지할 수 있는 기본 중의 기본이다. 또 지방은 세포 간의 소통이라고 할 수 있는 호르몬 전달에 관여하고, 각종 지용성 비타민의 흡수를 도움으로써 인체의 대사 기능을 관장하기 때문에 반드시 섭취해야 한다.

　불포화지방은 대체로 식물성 식품과 생선에 많이 함유되어 있다. 들기름, 콩기름, 올리브유, 카놀라유는 물론이고 각종 견과류, 연어, 참치, 꽁치, 고등어에 다량 함유되어 있다.

　포화지방은 주로 육류와 우유에 많이 들어 있는 동물성 지방으로, 피하지방층의 일부를 이루기 때문에 일정량은 반드시 섭취해야 하지만 과잉 섭취했을 때에는 콜레스테롤 수치를 높일 위험성이 있다.

　적당량의 포화지방은 몸에 도움이 되는 반면, 플라스틱 지방으로도 불리는 트랜스지방은 아주 적은 양을 섭취해도 우리 몸에 해롭다. 한마디로, '먹으면 먹을수록 우리 몸을 망가뜨리는 지방'이라고 보면 된다. 미국 FDA 보고서는 트랜스지방에 대해 이렇게 경고하고 있다.

　　식품 제조업체가 마가린에서 트랜스지방을 제거하고, 구운 식품의 트랜스지방 함량을 3% 이내로 낮추면 매년 5,000명의 생명을 살릴 수 있다.

트랜스지방은 평소보다 더 *끈끈한* 혈소판을 만들어내기 때문에 심장, 뇌 그리고 다른 부위의 혈관에서 더 쉽게 엉긴 덩어리를 만들게 된다. 여러 연구에 의하면 트랜스지방은 심장병, 당뇨병, 그리고 다른 사망 원인 및 장애의 예방에 중요한 면역 시스템을 방해하는 염증을 일으킨다.

트랜스지방이 체내로 들어오면 우리 몸은 그것을 분해하고 대사하려고 한다. 일단 트랜스 유형으로 변한 지방산은 자연적이지 않기 때문에 분해하고 대사하는 데 시간이 더 걸리고 미네랄과 비타민이 대량 소비된다. 힘들게 트랜스지방을 분해·대사·흡수해도 인공 지방이라 인체에 도움이 되기는커녕 노화나 질병의 원인이 되는 활성산소를 대량으로 만들어내고 중요한 지방산의 기능을 방해하는 등 여러 가지 나쁜 작용을 한다. 즉 트랜스지방은 인간의 생명력을 파괴하는 독한 물질이다.

바삭하고 맛있는 음식에 대한 경계

트랜스지방은 편리함에 대한 인간의 욕구에서 탄생했다.

100여 년 전의 식품화학자들은 음식에 포함된 지방이 쉽게 상해서 고민이 컸다. 특히 식물성 지방은 산패가 빠르게 일어난다. 그래서 지방의 장기간 보존 방법을 연구했고, 그 과정에서 만들어진 것이 트랜스지방이다. 지방을 오래 보관할 수 있을 뿐만 아니라 운송과 저장이 편리하자 사용률이 급속도로 높아졌다. 트랜스지방의 발견은 당시 전 세계적으로 큰 환영을 받았다.

이렇듯 '화학적'으로 만들어진 트랜스지방은 그 구조가 플라스틱과 매우 유사하다. 마가린을 제조하는 과정에서 부분적으로 수소를 첨가하면 한쪽의 수소가 반대 방향으로 이동(trans)하는데, 그러면 포화지방산과 비슷하지만 어딘가 다른, 하지만 왠지 비슷해 보이는 분자 구조가 된다. 트랜스지방이 '플라스틱 지방(plastic fat)'이라고 불리는 이유도 바로 여기에 있다.

트랜스지방은 다양한 식품에 사용된다. 상업적으로 만들어진 제과류(과자, 크래커, 팝콘, 머핀, 케이크, 도넛, 크루아상 등), 가공식품(마가린, 크로켓, 피자, 햄버거, 치킨, 수프, 어육, 라면, 햄, 소시지 등), 튀김 요리(치킨, 감자튀김, 각종 튀김, 새우볶음밥 등) 등이다. 대체로 이런 식품들은 바삭한 식감이 일품인데, 모두 트랜스지방의 영향이다.

한의학의 시각에서 트랜스지방은 기혈의 순환을 막아 어혈, 식적, 담음을 일으켜 원활한 에너지의 흐름을 방해하는 최악의 식품이다. '약식동원(藥食同源)'은 '약과 음식은 그 근원이 같으니 음식은 약이 될 수도 있다'는 말이다. 그런데 이 말을 뒤집어보면 '음식은 곧 독(毒)이 될 수도 있다'는 의미가 된다. 트랜스지방이 대표적이라 하겠다.

04
설탕은 온몸 구석구석을
병들게 한다

암이 한국인 사망 원인의 부동의 1위라면 2위는 심장질환이다. 특히 급성 심근경색은 멀쩡하던 사람도 갑작스럽게 사망에 이르게 하는 위험한 질병이다. 심근경색을 비롯한 심장병은 혈관에 쌓여 있던 지방이나 혈전이 심장으로 가는 혈관을 막아 심장의 근육이 괴사하면서 발병한다. 따라서 고지혈증의 악화는 각종 심장병으로 가는 지름길이라고 할 수 있다.

심장병의 주요 원인은 고지방, 고열량 식사를 하면서 운동을 병행하지 않아 혈관에 이상이 생기기 때문이다. 이와 함께 설탕의 과잉 섭취도 중요한 원인으로 지목되고 있다.

우리나라 사람들의 설탕 섭취량도 기준치 이상이다

설탕의 과잉 섭취가 심장병의 원인이 된다는 것은 이제 동서양의학을 막론하고 정설이 되었다. 실제로 설탕을 장기간 많이 먹으면 비만은 물론이고 심장병으로 사망할 확률이 급격하게 올라간다. 특히 혈압, 혈중 콜레스테롤 상태에 영향을 미쳐 혈관 염증의 가능성을 높인다. 2023년 기준, 최근 2~3년간 미국인의 사망 원인 1위는 코로나19였지만, 2위는 하루에 1,800여 명이 사망한다는 심장질환이며, 3위는 하루에 1,600여 명이 사망한다는 암이다. 이러한 통계는 미국인들의 과도한 설탕 섭취와 무관하지 않다. 이외에도 설탕은 뇌신경장애, 면역력 감소, 치주질환, 저혈당을 유발한다. 한마디로 설탕은 온몸 구석구석 악영향을 미치지 않는 곳이 없다고 보면 된다.

설탕의 섭취량에 대해 미국 FDA는 1일 기준으로 성인 남성은 37g, 여성은 25g 이하로 권고하고 있으며, WHO는 이 기준보다 약간 느슨해서 50g(1일 섭취 칼로리가 2,000kcal일 경우)으로 정하고 있다. 그러면 우리나라 사람들은 하루에 설탕을 얼마나 섭취할까? 권장량보다 훨씬 많은 84g이나 섭취하고 있다. FDA의 기준에 비하면 무려 2배가 넘는 양이다. 더 중요한 사실은, 설탕 섭취량이 세월이 흐르면서 계속 늘어왔다는 점이다. 식품의약품안전처가 2002년 조사했을 때는 하루에 40g, 2012년 조사했을 때는 하루에 65g이었다. 2023년에는 하루 섭취량이 100g 넘을 것으로 추측된다. 증가 속도가 무서울 정도다.

설탕 50g은 어느 정도일까? 1티스푼에 들어가는 설탕의 양이 4g이니 12.5티스푼 정도 되는 양이다. '설마 우리가 설탕을 그렇게나 많이 먹겠어?'라고 하겠지만, 콜라 한 캔에 들어 있는 설탕의 양이 12.5티스푼에 해당한다. 그리고 우리가 먹는 음식 곳곳에도 설탕이 뿌려진다. 토마토케첩, 샐러드드레싱, 시리얼, 아이스크림, 도넛, 요구르트, 스포츠 음료, 과채주스에도 설탕이 들어가고 탕수육, 김치찌개에도 들어간다. 의도적으로 음식에 들어가는 설탕의 양을 조절하지 않으면 우리는 하루 종일 설탕 세례에서 벗어나기 쉽지 않다.

미국 샌디에이고대학교 연구팀이 52세의 여성 10만여 명을 대상으로 연구한 결과, 설탕이 들어간 과일음료를 매일 한 잔씩 마시는 것만으로도 심혈관질환의 위험성이 40% 늘어난다고 한다. '매일 한 잔'으로도 질병의 위험성이 높아진다니, 놀라운 결과가 아닐 수 없다.

더 큰 문제는 설탕의 강력한 중독성이다. 설탕이 마약 성분인 헤로인보다 더 강한 중독성을 보인다는 연구 결과도 있다. 헤로인에 중독된 쥐와 원숭이를 대상으로 실험했더니 헤로인보다 설탕을 먼저 찾았기 때문이다. 이렇게 설탕의 중독성이 강한 이유는 뇌의 쾌락 중추를 자극해서 도파민을 분비시키고 행복감을 느끼게 하기 때문이다.

한의학에서는 단맛을 금지하지 않는다

설탕은 섭취 시간대가 중요하다는 연구 결과가 있다. 특히 밤 시간보다는 낮 시간에 먹는 설탕이 지방간이나 고지혈증의 원인이 될 위험성이 더 크다. 일본 나고야대학교 연구팀은 실험쥐를 야간에만 설탕을 먹인 그룹과 시간에 관계없이 설탕을 먹인 그룹으로 나눠서 실험을 진행했다. 4주 후 지방량을 조사한 결과, 야간에만 설탕을 먹은 쥐 그룹은 간 1g당 지방이 평균 69mg이었지만, 시간에 관계없이 설탕을 섭취한 쥐 그룹은 85mg으로 나타났다. 그러나 중성지방은 야간에 설탕을 먹은 쥐 그룹이 더 높았다.

한편 한의학에서는 단맛을 금지하지 않는다. 단맛 그 자체는 우리 몸에 필요한 효능을 가지고 있기 때문이다. 다만, 단맛도 가려서 먹어야 우리 몸에 도움이 된다고 여긴다. 자연식품의 단맛은 괜찮지만, 설탕과 같은 정제당의 단맛은 우리 몸에서 일시적으로 긴장 완화와 기분 상승의 효과를 주는 것 외에는 백해무익하다. 따라서 최대한 과일과 채소를 통해서 자연의 단맛을 섭취하는 것이 현명하다.

한의학에서 말하는 자연의 단맛은 효능에 따라 세 가지로 구분된다.

- **허한 것을 보충해주는 단맛** : 허한 것, 음한 것, 기와 혈을 보충해주는 단맛이다. 인삼, 맥문동, 숙지황, 황기 등이 해당한다.
- **통증이나 긴장을 완화하는 단맛** : 과도한 긴장 등으로 신체에 생기는 응급 상황을 해소해주는 단맛이다. 꿀, 대추, 감초가 해당한다.
- **위장의 기운을 보호해주는 단맛** : 저하된 소화 기능을 도와주는 단맛이다. 맥아, 감초, 대추가 해당한다.

우리 몸에 해가 없는 자연의 단맛이라도 필요 이상으로 많이 섭취하면 습담(濕痰)을 일으키고 내열(內熱)을 상승시키고 면역력의 저하를 유발하니 적당히 섭취하는 게 중요하다.

과도한 성생활,
고지혈증을 유발한다

    서양의학에서는 성생활을 권유하는 경향이 있다. 성생활은 육체 운동의 하나이기 때문에 삶의 의욕과 활력을 높여주고 세포의 산소량을 증가시키고 남성호르몬인 테스토스테론을 분비해 뼈와 근육을 단단하게 만들어준다고 보기 때문이다.

    그러나 한의학의 입장은 정반대다. 그 이유는 성행위를 할 때 분비되는 정액을 백혈(白血), 즉 하얀 피라고 보기 때문이다. 정액을 만드는 대부분의 재료는 혈액으로, 정액은 혈액과 함께 인체에서 매우 소중한 물질이다. 그래서 출혈이 심하면 건강에 문제가 생기듯 성생활을 과도하게 하는 것은 출혈이 많은 것과 같아 건강에 나쁜 영향을 준다고 여긴다.

    또한 성생활은 원기를 주관하는 신장의 기능과 직접적인 관련을 맺고 있다. 신장의 기능이 떨어져도 성생활에 문제가 생길 수 있지만, 과도한 성생활이 신장의 기능을 떨어뜨리기도 한다. 특히 상체가 발달하고 하체가 부실한 사람의 경우 더욱 주의를 기울여야 한다. 이런 체형을 가진 사람은 신장의 기가 허한 경우가 많기 때문이다. 허리와 다리가 자주 아프고 어지럼증이 있거나 뒷목이 뻣뻣하거나 어깨가 아픈 사람, 헛기침을 자주 하는 사람은 과도한 성생활에 의해 신장 기능이 저하되지는 않았는지 의심해보아야 한다.

    고지혈증 환자들은 "성행위를 할 때 정액이 잘 나오지 않는다"고 호소하기도 한다. 이는 어떤 면에서는 너무 당연한 말이다. 혈액이 탁하고 독소가 쌓여 있으니 정액이 잘 만들어질 리 없다. 혈액의 문제가 단지 고지혈증만 유발하는 것은 아니다. 고혈압, 당뇨병, 암과도 관련이 매우 깊다. 그러니 이 중 한 가지라도 해당된다면 성행위는 최대한 자제해야 한다.

05

혈관을 망가뜨리는 스트레스

한의학에는 '통즉불통(通則不痛) 불통즉통(不通則痛)'이라는 말이 있다. 직역하면 '통하면 아프지 않고, 통하지 않으면 아프다'이고, 한의학적으로는 '기가 통해야 건강해지고, 그렇지 않으면 우리 몸에 각종 통증이 생겨난다'고 풀이된다. 기는 한마디로 건강과 생명을 주관하는 근본적 에너지다. 따라서 기의 흐름이 막히면 건강도 생명도 유지되지 못한다고 보는 것이다.

이런 기의 순환을 방해하는 최대의 적이 스트레스다. 스트레스를 심하게 받으면 가슴이 답답하고 숨이 턱턱 막히는 경험을 해보았을 것이다. 이는 기의 순환이 순간적으로 정체되었을 때 나타나는 현상이다. 중요한 점은 기가 막히면 혈관 건강도 악화된다는 점이다.

극심한 스트레스는 혈관 건강에 치명적이다

한의학은 '심신(心·身)의학'이다. 즉 몸과 마음은 서로 연결되어 있기에 마음의 문제가 몸의 문제로 연결되고, 또 몸의 문제는 마음의 문제에 영향을 끼친다고 본다. 그런 점에서 정신적인 스트레스는 반드시 우리 몸에 치명적인 영향을 미친다는 것이 한의학의 기본 접근이다. 스트레스는 심장과 혈관 건강에 미치는 영향이 지대하고, 혈중 콜레스테롤과 당 성분을 늘리면서 고지혈증·뇌경색·뇌졸중 등 각종 사망 원인을 만들어낸다. 특히 심장병의 70~80%는 스트레스와 연관이 있다고 할 정도다.

스트레스가 혈관 건강에 치명적인 영향을 미치는 이유는 자율신경계, 즉 교감신경과 부교감신경의 균형을 깨뜨리기 때문이다. 스트레스를 받으면 교감신경이 활성화되어 맥박과 혈압이 상승하면서 심장의 운동량이 순간적으로 늘어나 혈관과 심장에 무리가 간다. 그리고 스트레스 호르몬인 코티솔이 급격하게 분비되어 혈중 당 수치를 끌어올리고 혈관을 수축시켜서 혈압을 높인다. 잦은 코티솔 분비는 반복적으로 혈관에 타격을 가한다.

여기에 더해 염증성 사이토카인의 하나인 '인터루킨-6'이라는 물질에도 주목해야 한다. 낮에 스트레스를 많이 받은 사람은 다음날 새벽 6시부터 오전 9시 사이에 인터루킨-6이 집중적으로 분비되면서 혈관에 염증을 일으키고 동맥경화의 유발을 촉진한다.

스트레스는 직접적으로 혈관에 염증을 유발하기도 한다. 그러면 혈관 내피 세포의 표면이 거칠어져서 혈관에 혈전이 쌓이고 만다.

종합하면, 스트레스는 단순히 정신적인 작용에 머무는 것 같지만 실제로는 자율신경계를 포함한 여러 대사활동과 밀접하고, 전신에 퍼져 있는 혈관에 영향을 미친다.

한의학에서는 스트레스로 인해 기가 막히면 다음과 같은 증상들이 순차적으로 나타난다고 본다.

- **기허(氣虛)** : 기가 허하거나 부족해진 상태로, 스트레스를 심하게 받았을 때 가장 먼저 나타나는 신체 증상이다. 얼굴이 창백해지고 입맛이 없어지고 권태감, 무력감이 생긴다. 목소리에 힘이 없고 가슴이 두근거린다.

- **기체(氣滯)** : 기가 허하거나 부족한 상태를 넘어 자유롭게 운행되지 못하고 어느 한 부분에서 정체되고 막혀서 생기는 증상이다. 기가 막힌 부위에서 지속적으로 통증이 생기고, 때로는 손만 대도 찌르는 듯이 아플 수 있다. 헛배가 부를 수도 있다.

- **기함(氣陷)** : 기가 부족해 전신이 함몰되듯 인체가 무너져 전신에 힘이 부족한 증상이다.

- **기탈(氣脫)** : 기가 부족해 전신이 이탈하듯 기가 탈출하여 몹시 쇠약해지는 증상이다.

- **기역(氣逆)** : 기가 온몸을 원활하게 순환하는 것이 아니라 위로 거슬러 올라가는 증상이다. 가슴이 답답하고 숨이 차고 아랫배가 아프고 이명이 생길 수 있다.

- **기폐(氣閉)** : 기의 순환이 원활하지 못한 것을 넘어 아예 막혀버려서 나타나는 증상이다. 갑자기 정신을 잃고 기절하고 호흡이 곤란해져서 응급 상황이 되기도 한다. 혀가 굳어서 말을 못 하거나 인사불성이 되기도 한다.

스트레스만으로도 건강이 악화될 수 있다

기의 순환이 막히면 심각한 상황이 초래될 수도 있다. 가장 극단의 경우는 심장마비로 인한 돌연사다. 놀라운 사실이 있는데, 국내에서 심정지로 사망하는 사람 5명 중 1명이 40대 이하라는 점이다. 이들은 대체로 급성 심근경색으로 사망하는데, 갑작스럽고 강한 스트레스에 흡연이 도화선이 되는 경우가 많다. 흡연을 하지 않더라도, 과로와 극심한 스트레스가 혈액을 탁하게 하고 혈관에 염증을 만들어 결국 생명까지 앗아가는 일이 비일비재하다.

연구 결과에 의하면 신체적인 스트레스보다 심리적인 스트레스가 더 치명적이다. 스트레스라는 감정은 심신의 변화에 큰 영향을 준다. 사람에게는 칠정(七情)이라는 일곱 가지 감정이 있는데, 각각의 감정이 스트레스로 작용해 다음과 같이 각 장기에 영향을 미친다.

- **노정(怒情)**: 화가 나는 감정으로, 간을 손상시키고 기혈이 거꾸로 올라올 수 있다. 심하면 졸도할 수 있다.
- **우정(憂情)**: 근심하는 감정으로, 폐를 상하게 하고 결과적으로 우울증을 유발할 수 있다.
- **사정(思情)**: 생각을 많이 하는 감정으로, 한 가지에 지나치게 몰입하면 비장이 상하고 기의 순환이 원활하지 못해 뭉쳐서 순환이 되지 않는다.
- **비정(悲情)**: 슬퍼하는 감정으로, 폐를 손상시키고 순환을 막아서 기를 소모시킨다.
- **공정(恐情)**: 공포를 느끼는 감정으로, 신장을 손상시킨다. 또한 기를 아래로 몰리게 하고 상승작용을 일으키지 못해 기가 아래에 멈춰 있게 한다.

- **경정(驚情)** : 깜짝 놀라는 감정으로, 신장을 손상시킨다. 심하면 의지할 곳이 없고 생각이 명확하게 정리되지 않아 기가 흩어지게 된다.
- **희정(喜情)** : 기쁜 감정으로, 심장을 손상시킨다. 심하면 정신이 흩어지고 산만해진다.

스트레스로부터 혈관 건강, 심장 건강을 지키려면 스트레스에 의한 감정에 잘 대처해야 한다. 물론 감정에 대처한다는 것이 쉬운 일은 아니지만, 격한 감정의 파도가 몰려와도 늘 평정심을 유지하려고 노력해야 하며, 감정에 휩쓸리지 않는 자신만의 방법을 찾아야 한다.

감정에 대한 대처로 특히 스트레스를 잘 다스려야 하는 이유는 스트레스를 잘 관리하지 않으면 건강이 나빠질 수 있기 때문이다. 대체로 건강은 한 가지 요인만으로 급격하게 나빠지지 않는다. 여러 가지 요인들이 서로 시너지 작용을 일으켜서 증상을 악화시킨다. 그런데 스트레스는 다르다. 다른 요인과의 시너지 작용이 없어도 문제를 일으킬 수 있다. 건강한 생활을 해도 스트레스를 심하게 받으면 건강이 나빠질 수 있는 것이다.

면역력과 뇌 건강을 지키고 싶다면
혈관 건강을 최우선으로

면역력이 중요하다는 사실을 부정하는 사람은 없을 것이다. 그런데 '면역력과 혈관'의 관계에 대해 구체적으로 아는 사람은 그리 많지 않을 것이라 생각한다. 이 둘의 관계를 보다 구체적이고 정확하게 알면 우리 몸에서 혈관이 얼마나 중요한지를 깨달을 수 있고, 왜 혈관 건강이 무병장수의 길인지 이해할 수 있다.

인체에 있는 모든 장기는 제각각 역할과 기능이 있지만, 그것이 제대로 작동하기 위해서는 끊임없이 혈액을 공급받아야 한다. 혈액은 각 장기에 산소와 영양소를 공급하는데, 아무리 튼튼한 장기라도 혈액을 공급받지 못하면 그 기능을 잃어버리고 만다. 그런데 혈액이 각 장기에 닿기 위해서는 혈관이라는 고속도로를 반드시 지나야 한다.

혈관이라는 고속도로를 다니는 혈액 중에는 면역을 담당하는 백혈구도 있다. 백혈구 안에는 암과 싸울 수 있는 강력한 면역세포인 NK세포가 있다. 즉 혈액은 우리 몸을 지키는 강력한 전사들을 계속 공급하면서 곳곳에서 생기는 질병의 요인과 암세포의 난동을 제압하는 것이다. 그런데 혈관에 문제가 생기면 어떻게 될까? 당연히 혈액 순환이 원활하지 못하게 되고, 면역세포도 장기 곳곳으로 가서 닿지 못하게 된다. 그러면 약해진 장벽을 뚫고 세균, 바이러스, 암세포가 힘을 발휘하게 된다.

일본 기타큐슈대학교 연구팀에서는 고지혈증과 면역력 저하의 상관관계를 연구 조사했다. 65~69세 남성들의 혈중 지질 농도와 NK세포의 활성화 정도를 분석한 결과 HDL콜레스테롤이 높은 사람은 NK세포의 활동성도 높게 나타났다. 이는 혈중 HDL콜레스테롤의 농도를 잘 유지하면 면역세포의 반응성도 활발해진다는 것을 의미한다.

치매 역시 혈관 건강과 관련이 깊다. 일명 '혈관성 치매'는 뇌로 가는 혈관에 문제가 생겨서 혈액이 제대로 공급되지 않아 뇌 기능에 이상이 생기는 것을 말한다.

뇌는 몸무게에서 2%에 불과한 작은 부위임에도 인간이 사용하는 하루 에너지량의

20%를 사용한다. 한마디로 매우 왕성하고 에너지 넘치는 기관이다. 뇌는 오로지 포도당을 연료로 사용하는데, 안타깝게도 포도당을 따로 저장하는 기관이 전혀 존재하지 않는다. 따라서 뇌가 잘 작동하려면 매일 포도당이 잘 공급되어야 한다. 물론 뇌에 포도당이 잘 공급되려면 혈관 건강이 좋아야 한다. 우리 몸은 대체로 비상시를 대비하는 여러 장치를 가지고 있지만, 유독 뇌와 포도당만큼은 그런 역할을 하는 기관이 없다. 따라서 '혈관 건강은 곧 뇌 건강'이라고 단언해도 무방하다.

06

몸을 살리는
고지혈증 대처 운동법

운동의 중요성은 두말할 필요가 없다. 고지혈증 환자, 혈관 건강이 염려되는 사람은 규칙적으로 운동을 해야 한다. 운동은 신체 기능을 강화해줄 뿐만 아니라 혈중 중성지방을 감소시키고 HDL콜레스테롤과 LDL콜레스테롤의 균형에도 도움이 된다.

운동은 단 한 차례만으로도 혈중 중성지방을 감소시키고 수시간 동안 그 효과가 지속된다. 따라서 매일 꾸준히 운동을 한다면 신체 기능은 물론 혈액과 혈관 건강을 되찾아 더 이상 고지혈증을 두려워하지 않아도 된다.

고지혈증 환자를 위한 운동의 핵심은 '유산소 운동을 통해 담음, 식적, 어혈을 없애는 것'이다. 특히 운동의 강도보다는 운동 시간을 늘리는 것이 더 현명한 방법이다.

혈관 내피세포 건강의 중요성

한의학도 운동의 중요성을 늘 강조해왔다. 《동의보감》은 '건강 10훈'을 통해 건강한 삶을 유지하기 위해 반드시 해야 하는 일상 습관을 강조한다. 그중에 소승다보(少乘多步)라는 것이 있다. 이는 '타는 것을 조금 하고 걷기를 많이 하라'는 의미이다. 몸을 편안하게 놔두어서는 안 되고 활발하게 움직여야 건강에 도움이 된다는 교훈이다. 교통수단을 이용하는 시간은 너무도 많은 반면, 걷거나 운동하는 시간은 억지로 만들어내야 하는 현대인에게 필요한 교훈이 아닐까 싶다.

걷기 등 신체 운동의 다양한 효과는 이미 밝혀졌지만, 혈관 내피세포의 건강에 미치는 효과에 대해서는 거의 알려진 바가 없다. 혈관 내피세포는 혈관의 구성성분 중 가장 안쪽에 있는 것으로, 혈액과 맞닿는 곳이다. 마치 소중한 것을 보호하듯 혈관 내막을 코팅하여 혈관을 보호하는 최전선이다. 전투로 치자면, 가장 최전방에서 적과 싸우는 병사들이라고 할 수 있다. 이 병사들이 잘 싸워주어야 후방은 물론 전체 대열이 잘 유지되고 견고해진다. 만약 혈관 내피세포에 문제가 생기면 혈관 염증이 늘어나서 혈관이 제 기능을 발휘할 수 없고 기본적인 수축과 이완을 제대로 하지 못해 결국 혈관 건강에 문제가 생기게 된다.

누구나 할 수 있는 가장 간단하고 비용이 들지 않는 운동은 단연 걷기와 달리기다. 이 중에서 어느 운동이 심혈관질환에 더 좋으냐고 질문하는 환자들이 종종 있는데, 보통은 걷기보다는 달리기가 훨씬 더 건강에 좋을 것이라고 예상한다. 숨도 차고 몸도 격렬하게 움직이니 아무래도 '운동했다'는 느낌이 강하게 들기 때문이다. 여기에 땀까지 흠뻑 흘리고 나면 마치 몸속 독소가 다 빠져

나간 것 같은 생각도 든다. 하지만 연구 결과들은 심혈관질환에 관해서는 달리기보다는 걷기가 더 낫다고 말한다. 2017년 미국 심장협회저널에 실린 연구 결과에 의하면, 달리기 운동은 심장질환의 위험성을 4.5% 정도 감소시켰지만, 걷기는 9.3% 감소시켰다. 또 고혈압, 고(高)콜레스테롤의 위험성 역시 달리기는 4.2~4.3% 정도 감소시켰지만, 걷기는 7~7.2% 정도 감소시켰다. 이러한 연구 결과에 따르면, 대체로 달리기보다는 걷기가 혈관 건강에 2배 정도 더 효과가 있다고 볼 수 있다.

걷기와 달리기의 지방 연소 효과도 차이 나는데, 그 이유는 운동 중에 우리 몸이 어떤 것을 에너지원으로 하는지가 다르기 때문이다. 보통 낮은 강도의 운동을 할 때 인체는 지방을 태우면서 운동을 위한 에너지를 얻는다. 반면 높은 강도의 운동을 하면 지방에서 에너지를 얻는 비율이 줄어든다. 따라서 달리기보다는 걷기가 지방 연소에 좀 더 도움이 될 수 있다.

지방 연소엔 저녁 식사 후 1시간~1시간 30분 사이에 하는 운동이 최적

체내 지방을 연소시키는 것은 비만 해소에 도움이 되고, 비만으로 생긴 각종 질병들을 해소하는 아주 중요한 활동이다. 그런 점에서 걷기 운동을 산책과 착각해서는 안 된다. 지방 연소를 최대화하려면 최대 심박수의 60~70%까지, 즉 '숨이 차기 직전'까지 걷기를 해야 한다.

운동 시간도 고려할 필요가 있다. 운동을 아침에 하는 것이 좋은가 저녁에

하는 것이 좋은가, 혹은 공복에 하는 것이 좋은가 식사 후에 하는 것이 좋은가에 대한 논쟁이 있는데 공복일 때 혹은 아침에 운동을 하는 것도 분명 효과는 있지만, 지방 연소의 관점에서 최적의 운동 시간은 저녁을 먹은 후 1시간에서 1시간 30분 사이이다. 식후 1시간에서 1시간 30분 사이는 음식물이 소화되고 혈중 포도당 농도가 최고치에 이르는 시간이다. 혈액 내에 에너지가 가득 차 있기에 활력을 느끼면서 운동을 할 수 있고, 운동을 통해서 혈중 포도당을 전부 소모할 수 있다. 이 말은 지방을 소모한다는 것과 같은 의미이다.

공복 상태에서의 운동은 장점과 단점을 동시에 가지고 있다. 장시간 공복 상태였다가 아침에 운동을 하면 일시적으로 지방이 많이 소모된다. 하지만 이후에 식사를 하면 우리 몸은 잃어버린 지방을 빠르게 다시 축적하려 한다. 그러니 다이어트를 염두에 둔다면 식사를 가볍게 한 상태에서 운동하는 것이 도움이 될 수 있다.

평소 식사량이 많은데 그 양을 줄이기 힘들다면 열량이 빠르게 소모되는 운동을 해보는 것도 도움이 된다. 가장 대표적인 운동이 수영이다. 수영을 하고 나면 종종 배가 고픈데, 이는 수영이 상당한 열량을 소모하는 운동이라는 증거다. 수영은 관절에 무리를 주지 않기 때문에 나이가 든 사람에게도 유용하다. 복싱은 전신 유산소 운동으로서 지방을 제거하는 것은 물론 심폐 기능까지 향상시켜준다. 그러나 복싱을 하지 않던 사람이 갑자기 복싱을 무리해서 하면 쉽게 지치고 운동에 대한 흥미를 잃을 수도 있다.

이 외에 줄넘기, 자전거 타기, 계단 오르기도 빠르게 열량을 소모할 수 있는 운동이다. 계단 오르기의 경우 회사나 집 등 언제 어디서나 할 수 있지만 운동량이 상당하기 때문에 꾸준히 조금씩 운동량을 늘려가야 한다.

근력 운동도 지방 소모에 좋아

근력 운동(무산소 운동) 역시 체내 지방을 제거하는 데 효과가 좋다. 일반적으로 근력 운동은 몸의 근육을 키우고 체형을 보기 좋게 하기 위해 도전하는 경우가 많지만, 유산소 운동과 함께 하면 그 효과가 확실히 커진다. 한 연구에 의하면 유산소 운동만 하는 것보다 유산소 운동과 근력 운동을 동시에 했을 때 체지방과 뱃살 감소 효과가 더 좋았다.

운동을 할 때 반드시 염두에 두어야 할 것이 있다. 그것은 물과 산소 공급이 충분히 이루어져야 한다는 점이다. 단지 운동만 한다고 지방이 연소되는 것이 아니다. 지방 연소를 위한 '기본 환경'이 갖추어져야 하는데, 그것이 바로 물과 산소다. 따라서 운동 전후에 수분을 충분히 섭취하고, 좁은 실내보다는 야외에서 운동을 하는 것이 산소 공급의 측면에서 더 유리하다.

운동할 시간이 없다면 최소 1~2시간마다 자리에서 일어나 몸을 움직여야 한다. 심부정맥혈전증은 장시간 앉아 있을 때 생기는 질병이다. 앉아 있으면 당연히 다리의 움직임이 없고, 이런 상태가 계속되면 하체의 혈액 순환이 잘되지 않는다. 물론 심장에서 힘차게 나온 혈액이 당연히 다리까지 가지만, 문제는 정맥이다. 다리 정맥은 주위 근육이 움직이는 힘으로 혈액을 순환시키기 때문에 아무리 심장에서 혈액이 돌아도 움직임이 부족하면 혈액 순환이 잘되지 않는다. 최소 1~2시간마다 움직여서 다리에도 혈액 순환이 잘될 수 있도록 해야 한다.

PART 5

내 몸을
완전히 뒤바꿀
식이요법

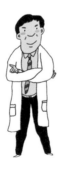

몸과 음식의 관계는 정직하다.
내가 먹는 음식은 '내 몸 그 자체'라고 해도 과언이 아니다.
매일 먹는 음식이 내 몸을 만들기 때문이다.
살찌는 음식을 먹으면 살이 찌고, 기름진 음식을 먹으면
혈액과 혈관에 문제가 생긴다.
따라서 내 몸을 바꾸려면 반드시 먹는 음식을 바꿔야 한다.
만약 몸에 안 좋은 줄 알지만 절대 끊을 수 없는 음식이 있다면
그 음식의 단점은 억제하고 부족한 점은
보강하는 음식을 같이 먹는 것이 좋다.
다만 식단을 바꾸는 것에 지나치게 부담을 갖거나
한번에 모든 걸 바꾸려고 시도하면 금세 지칠 수 있으니
조금씩이라도 건강한 음식을 늘려가겠다고 생각하자.
그러다 보면 어느 순간부터 식탁이 건강한 음식으로
가득 차게 될 것이다.

01
콜레스테롤 조절에
도움이 되는 육류 섭취법

콜레스테롤 수치가 높다는 말을 들으면 '육류 섭취를 줄여야 한다'는 생각을 가장 먼저 하게 된다. 그런데 육류 섭취를 줄이는 것이 생각보다 쉽지 않다. 한평생 '고기 맛'을 느껴온 사람이 갑자기 고기를 끊는 것이 보통 쉬운 일이 아니기 때문이다. 특히 50~60대가 되면 식습관에 변화를 주기란 더 어렵다. 또 '육류를 멀리해야 한다'는 강박관념을 가지면 그 자체가 스트레스가 되어 오히려 폭식을 하게 될 수도 있다.

육류에 들어 있는 포화지방과 단백질은 HDL콜레스테롤을 늘리는 데 도움을 주기 때문에 어느 정도는 육류를 섭취해주어야 한다. 다만 육류를 어떻게 섭취하느냐에 따라 얻을 수 있는 성분이나 콜레스테롤의 양이 달라지기 때문에 건강에 도움이 되는 방식으로 육류를 섭취할 필요가 있다.

돼지고기는 양파, 새우젓, 표고버섯과 함께

돼지고기는 여러모로 우리 몸에 이로운 식품이다. 《동의보감》에는 돼지고기의 효능에 대해 '혈맥(血脈)이 약하며 근골(筋骨)이 약한 것을 치료한다'는 기록이 있다. 단백질이 많고 아연과 비타민도 함유되어 있기 때문에 기운을 내게 하고 면역력도 강화시켜준다. 또 변비, 설사, 치질에도 좋은 효과를 발휘한다. 다만 한의학적으로 돼지고기는 성질이 차므로 열이 많은 사람에게 좋은 식품이다.

돼지고기 하면 가장 먼저 삼겹살이, 그다음으로 두툼한 비곗살이 떠오른다. 하지만 돼지고기의 비곗살, 즉 지방은 크게 걱정하지 않아도 된다. 돼지고기의 지방은 사람의 체온보다 낮은 온도에서 녹기 때문에 위장에서 소화되면서 곧바로 녹아버린다. 그 결과 지용성인 각종 중금속을 체외로 배출하는 데 유용하다. 먼지가 많은 작업장에서 일을 했거나, 황사나 미세먼지가 많은 날 밖에서 지낸 시간이 길었다면 돼지고기를 먹음으로써 중금속 배출에 어느 정도 도움을 받을 수 있다.

또한 돼지고기에는 유용한 불포화지방산이 함유되어 있다. 리놀산, 아라키돈산 등이 있으며 포화지방산과 불포화지방산의 비율이 4:6 정도 된다. 콜레스테롤 함량은 소고기나 닭고기보다 적다. 특히 지방질이 많고 감칠맛까지 나서 한번 먹으면 다시 찾게 된다.

돼지고기를 먹을 땐 양파, 새우젓, 표고버섯을 같이 먹어야 몸에 좋은 작용이 배로 늘어난다. 특히 양파는 돼지가 절대로 먹지 않는 식품 중 하나다. 양파가 지방을 녹이기 때문이다. 따라서 돼지고기를 양파와 함께 먹으면 지방이 몸속에 쌓이는 걸 어느 정도 방지할 수 있다. 또 양파에는 항산화물질이 풍부하기 때문에 혈중 콜레스테롤을 분해하고 혈관을 깨끗이 하는 데 도움이 된다.

새우젓도 돼지고기와 훌륭하게 조화를 이루는 식품이다. 돼지고기에는 지방이 많아서 자칫 소화가 원활히 되지 않을 가능성이 있는데 새우젓을 같이 먹으면 새우젓의 효소가 소화 작용을 도와준다. 표고버섯은 콜레스테롤을 줄여주어서 혈관 기능 개선과 각종 만성질환 예방에 좋고, 양질의 섬유질이 풍부해서 변비를 예방하고 개선한다.

돼지고기는 조리 방법에 따라 약이 될 수도 독이 될 수도 있는데, 약이 되는 조리법은 수육이고, 독이 되는 조리법은 불에 구워 먹는 것이다. 돼지고기를 불에 구울 경우 '마이야르 반응'(Maillard reaction. 육류의 단백질과 당 성분이 높은 온도를 만나서 화학반응을 일으키고 육류 특유의 맛있는 향과 색이 만들어지는 현상)에 의해서 맛은 한결 좋아지지만 당독소가 급격하게 늘어나기 때문이다.

소고기는 된장, 참기름과 함께

소고기는 단백질과 필수 아미노산이 풍부하기 때문에 건강 증진에 많은 도움이 되는 식품이다. 한의학의 여러 문헌에는 소고기의 효능에 대해 이렇게 기록되어 있다.

• 음양, 기혈, 골수, 진액이 부족하고 정신이 맑지 못하고 쇠약한 신체를 보(補)한다.

- 소화기를 보하고 소갈(입이 마르는 증상으로 당뇨병과 비슷)과 부종을 낫게 하고, 허리·다리·뼈·힘줄을 튼튼하게 한다.
- 독이 없으며, 맛은 달고 성질이 평이하다.

소고기의 필수 아미노산은 인체의 대사를 조절하며 근육과 장기, 신경전달물질, 효소, 호르몬을 만드는 데 사용된다. 성인은 물론이고 어린이의 성장 및 발달에도 매우 중요하다.

소고기의 최대 단점은 포화지방이 많다는 것이다. 따라서 이를 보완해주는 음식을 곁들이면 좋다. 가장 좋은 식품은 된장이다. 된장에는 단백질 분해 효소가 있어 소고기의 소화를 돕는다. 그리고 식물성 기름인 참기름과 함께 섭취하면 콜레스테롤이 혈관 내에 쌓이는 것을 방지한다. 소고기를 먹고 난 후에 생강차를 마시거나 계피차를 마시면 지방 분해에 도움이 된다. 소고기 역시 돼지고기와 마찬가지로 양파와 함께 먹으면 좋다.

육회는 예부터 보신용으로 많이 먹었다. 배와 함께 먹는데, 이는 배에 소화효소가 풍부하기 때문이다. 함께 첨가되는 양념인 후춧가루, 파, 마늘 등은 위액의 분비를 도와서 소화가 더 잘되도록 만들어준다.

소고기를 선택할 때 등급이 높을수록 좋은 고기라고 생각하는 경향이 있는데 사실 소고기의 등급은 고기 사이사이에 있는 지방량, 즉 마블링에 따라 결정된다. 마블링이 좋을수록 높은 등급이 매겨지는 것이다. 그러나 소고기의 지방은 고소하고 부드러워 맛은 있지만 인체에는 도움을 주지 못하니 지방이 적은 것을 선택하거나, 지방을 제거하고 수육으로 먹는 것이 좋다.

여성에게 좋은 닭고기는 인삼, 대추와 함께

우리가 자주 먹는 고기 중에 닭고기를 빼놓을 수 없다. 소화를 도와주고 골수를 튼튼하게 하며 몸이 허약할 때 먹으면 기운을 낼 수 있고, 자궁을 따뜻하게 하고 소변을 잘 나오게 하며 허약한 양기를 보강해주기 때문에 여성에게도 좋은 음식이다. 다만 성질이 따뜻하니 몸에 열이 많은 사람은 과잉 섭취하는 것을 주의해야 한다.

예부터 닭고기는 '육류의 산삼'이라고 불릴 정도로 귀하게 대접받았고, 뼈까지 검은 오골계는 질병을 낮게 할 정도로 약성이 강하다. 실제로 단백질, 비타민B군, 미네랄이 풍부해 피로 회복과 면역력 강화에 좋다.

닭고기는 소고기와 돼지고기에 비해 기름기가 적으면서 육질이 연해서 비교적 소화 흡수가 잘되고, 칼로리가 낮은 반면 단백질, 불포화지방산, 필수 아미노산의 함량이 높아 운동 후 섭취하면 근육의 합성 및 회복에 좋고 근 손실 예방에 도움이 된다. 체중 조절에도 용이하다. 닭고기의 지방은 살과 껍질 사이에 있어 손질하기에도 좋다. 보통 인삼, 대추와 함께 요리를 하는데, 이는 음식 궁합의 차원에서 잘 어울린다.

닭가슴살은 닭고기 중에서 살코기를 가장 많이 함유한 부위이다. 하지만 닭가슴살만 섭취하는 원푸드 다이어트를 할 경우 체중 감량은 될지언정 과잉 섭취로 체내에 독소가 쌓여 탈모 및 구취를 유발할 수 있고, 간이나 신장에 무리가 갈 수 있다. 단백질 찌꺼기가 체내에 많이 쌓이면 혈액 내 나트륨과 만나 결석이나 통풍을 유발하는 등 부작용이 나타날 수도 있다.

채식주의자와 마른 사람은
고지혈증에서 안전하다?

채식주의자는 고지혈증에서 안전하다는 생각을 하기 쉬운데, 채식을 하더라도 '나는 고지혈증으로부터 안전하다'고 자신해서는 안 된다. 건강한 육식을 하는 사람이 고지혈증의 위험성에서 더 자유로운 경우도 있어서다.

주요 원인은, 콜레스테롤은 음식을 섭취해서 생기는 양보다 몸에서 생성되는 양이 더 많기 때문이다. 만약 콜레스테롤의 섭취량이 적으면 우리 몸에서는 더 많은 콜레스테롤을 만들어내는데, 이때 체내에서 만들어낸 콜레스테롤을 관리하는 기능이 제대로 작동하지 않으면 고지혈증이 될 수 있다.

육류를 먹지 않아도 빵과 과자를 즐겨 먹으면 콜레스테롤 수치가 높아질 수 있다. 빵과 과자에는 몸에 좋지 않은 트랜스지방과 설탕이 다량 함유되어 있기 때문이다. 또 국수나 흰밥을 많이 먹어도 중성지방 수치가 늘어난다.

채식만 하면 비타민B12가 부족해질 수 있다. 비타민B12는 혈액을 만드는 재료다. 비타민B12가 부족할 경우 혈액이 충분하지 못해 혈액 순환에 이상이 생길 수 있으며 빈혈, 손발 저림, 체력 저하, 어지럼증이 발생한다. 자연스레 고지혈증 발병 가능성도 높아진다. 따라서 채식이 습관화되었다고 하더라도 고지혈증이 생기면 전체 음식 섭취량 중에서 30~40% 정도는 육식을 하는 것이 도움이 될 수 있다.

복부비만이 거의 없는 마른 사람의 경우 근육량이 적거나 체지방량이 많다면 콜레스테롤 수치가 높을 수 있다. 특히 다이어트와 요요현상을 반복적으로 겪은 사람이라면 위험성이 더 높다.

'가족성 고지혈증 환자'도 있다. 생활습관이나 식습관으로 봤을 때는 고지혈증에 걸릴 이유가 없는데 고지혈증이 있는 사람들이다. 본인은 억울하겠지만, 유전성이라 어쩔 수 없는 일이나. 부모 중 한쪽으로부터 관련 DNA를 물려받았다면 일찌감치 콜레스테롤 관리에 주의를 기울여야 한다.

02

혈액의 건강을 지키는
자연식품들

혈액이 깨끗하고 맑으면 건강에 문제가 생기지 않는다. 혈액은 전신을 돌아다니면서 산소와 영양소를 운반하기 때문에 이 기능만 잘 유지되어도 백세 건강을 누릴 수 있다. 하지만 우리는 거의 매일 음식을 무분별하게 먹으며 혈액을 탁하고 더럽게 만들고 있다.

몸이 아파본 사람이나 건강에 각별하게 신경 쓰는 사람들은 몸에 좋은 음식을 먹으려고 특별히 조심하겠지만, 대부분의 사람들은 '입에 맛있는 음식'을 좇으면서 생활한다. TV와 유튜브의 먹방 영상도 끊임없이 입맛을 유혹하고 있다. 맛있으면서 건강한 음식이라면 걱정할 일이 없겠지만, 입에만 착착 붙는 음식은 각종 첨가물로 범벅되어 있어 미각만 만족시킬 뿐 대체로 건강에 좋지 못한 경우가 많다. 고지혈증은 물론 온갖 만성질환에서 자유로우려면 반드시 몸에 좋은 음식을 선택해서 먹어야 한다. 그중에서도 콜레스테롤 관리를 위해 반드시 챙겨 먹어야 하는 식품을 소개한다.

나토키나아제 : 혈관 청소로 혈류를 개선

콜레스테롤 수치가 높다는 것은 혈관과 혈액에 이상이 있다는 이야기다. 이럴 때 부작용도 없고 효과도 좋은 자연식품을 섭취하면 혈관과 혈액 건강에 도움을 받을 수 있다. 가장 대표적인 것이 나토키나아제(Nattokinase)다. 이름에서 유추할 수 있듯이 '낫토'에서 유래된 물질이다.

콩이 낫토균에 의해 발효되면 끈끈한 실 같은 점액이 생긴다. 이 점액에서 나토키나아제를 얻는다. 이 물질은 혈전의 구성요소로 알려진 '피브리노겐'을 분해해서 혈관을 청소함으로써 혈액의 원활한 흐름을 유도하고 혈액의 점도를 낮춰서 각종 심혈관질환에 좋은 효과를 발휘하는 것으로 알려져 있다.

혈액을 묽게 해서 혈전을 예방하기 위해 일반적으로 아스피린을 사용하지만 〈미국심장저널〉의 보고에 의하면 아스피린을 복용한 사람이나 그렇지 않은 사람 사이에서 비치사성 심근경색 및 뇌졸중에 대한 효능 차이가 크지 않다는 사실이 밝혀지기도 했다. 오히려 아스피린을 복용한 사람은 위장 출혈의 위험성이 더 컸다고 전해진다. 그러나 일본에서 무려 1,000년 이상 건강 증진을 위해 활용되어온 나토키나아제는 심장, 뇌, 폐 등에서 혈액 문제로 생길 수 있는 질병에 탁월한 효과를 발휘하는 것으로 밝혀졌다.

등 푸른 생선 : 혈중 중성지방을 낮춰 혈전을 예방

등 푸른 생선은 혈액 및 혈관 건강에 큰 도움이 된다. 오메가-3지방산이 풍부해 혈중 중성지방 수치를 낮추고 혈전 생성을 예방한다. 대한심장학회의 '심뇌혈관질환의 예방과 관리를 위한 9대 생활 수칙'에 따르면 등 푸른 생선은 일주일에 2회 정도 섭취하는 것이 좋다.

채소 : 혈중 독소 및 콜레스테롤 제거로 각종 혈관 질환을 예방

다음과 같은 채소 역시 꾸준히 섭취하는 것이 좋다.

브로콜리

비타민C의 함량이 레몬보다 2배나 많아 '비타민C의 대명사'라고 불리는 브로콜리는 체내 활성산소를 제거하는 데 탁월한 효능이 있다. 미네랄은 물론 섬유질의 함량도 높아 콜레스테롤 제거에 좋은 효과를 발휘한다.

마늘

중국의 가장 오래된 언어 해설서 〈이아(爾雅)〉에는 '황제가 독초를 먹고 중독되었을 때 마늘을 먹고 풀었으며, 짐승 고기·벌레·물고기 등의 독도 마늘이 해독시킨다'는 기록이 있다. 그만큼 마늘의 효능은 고대부터 유명했다. 특유의 냄새 성분 '알리신'이 혈액을 맑게 하는 데 큰 역할을 한다. 특히 면역세포인 NK세포의 활성도를 높이고, 혈소판을 자극해 혈전이 생기는 것을 방지해준다. '스콜지닌'이라는 성분은 섭취한 영양소를 완전히 연소시켜 에너지로 만듦으로써 세포를 젊게 만들고 신진대사를 왕성하게 한다. 그 결과 혈액 속 독소를 빼내 피로가 빠르게 회복되고 식욕이 늘어난다.

미역

'바다의 산삼', '바다의 웅담'이라는 별칭이 있는 미역은 일반적으로 산모의 회복을 돕는 음식으로 알려져 있지만, 해독의 대명사이기도 하다. 특히 '알긴산' 성분은 중성지방과 과도한 콜레스테롤을 제거해서 동맥경화, 고지혈증 등 각종 심혈관질환 예방에 도움이 된다.

도토리묵

도토리묵은 콜레스테롤의 흡수를 막아주는 중요한 역할을 한다. 섬유질이 풍부하고 담즙산의 재흡수를 방해함으로써 담즙산의 배출을 돕는다. 담즙산의 배출이 원활하면 동시에 혈중 콜레스테롤도 줄어든다.

녹차

녹차에 함유된 폴리페놀이 콜레스테롤의 흡수를 감소시킨다. 이는 실험을 통해서도 증명됐다. 삼성서울병원 건강의학센터에서 남성 1,800여 명을 녹차를 마시는 그룹, 커피를 마시는 그룹, 둘 다 마시지 않는 그룹으로 나누어 실험한 결과 녹차를 마시는 그룹의 LDL콜레스테롤 수치가 가장 낮았다. 중성지방 수치 역시 녹차 그룹이 가장 낮았다.

이러한 식품들을 통해 고지혈증에 대처할 때 기억할 것이 있다. 몸에 좋다는 식품을 섭취한다고 해서 반드시 고지혈증이 나아진다고 여겨서는 안 된다는 점이다. 이런 식품을 섭취하면서 습관을 교정하고 운동을 병행해야 시너지 효과가 난다. 특히 식품은 치료제가 아니기 때문에 체질에 따라, 건강 상태에 따라 적합하지 않은 경우가 있을 수 있다. 따라서 균형 잡힌 노력 없이 식품에만 너무 기대면 운동이나 습관 교정에 게을러지고 섭취하는 칼로리만 많아져 오히려 상태가 더 악화될 수 있음을 잊지 말아야 한다.

03

뇌혈관을 망치고
치매를 부르는 식품들

나이가 들수록 가장 두려운 질병 가운데 하나가 치매다. 치매는 다른 질병들과 다르게 자신의 이상 행동을 인식하지 못하기 때문에 자신이 무엇을 잘못했는지, 타인에게 어떤 피해를 끼쳤는지를 알지 못한다. 그래서 치매에 걸리지 않은 사람들조차 치매라는 말만 들어도 공포감을 느낀다.

사실 치매에도 종류가 있다. 치매는 50대 이전에는 뇌세포가 퇴화해서 생기는 '1차적 치매'가 많고, 고령층에서는 혈관 문제로 인한 '2차적 치매'가 다수다. 미국심장학회에서는 "고혈압, 고지혈증, 당뇨병과 같은 혈관 질환의 원인 질환이 혈관성 치매 발병과 직접적인 관련이 있다"고 발표했다. 그렇다면 혈관 문제가 치매에 어떤 영향을 끼치는 걸까?

우리 몸 구석구석 혈관이 가지 않는 곳은 없다. 머리끝부터 발끝까지 곳곳에

뻗어 있다. 그중에서 뇌에 분포되어 있는 혈관을 '뇌혈관'이라고 한다. 콜레스테롤 등 각종 노폐물로 인해 혈관에 문제가 생기면 당연히 뇌혈관에도 이상이 생기고, 점차 뇌혈관이 막히다가 급기야 터지고 만다. 그러면 뇌세포는 산소와 영양소를 공급받지 못해 뇌경색이 유발되면서 혈관성 치매가 발병한다.

뇌세포에 이상이 생겨서 혈관성 치매가 생기면 자연스럽게 일상에서의 뇌 활동도 비정상적으로 변하게 된다. 그동안 아무렇지 않았던 기억력과 판단력이 현저히 저하되고, 충동성과 감정을 조절하지 못해 갑자기 화를 내거나 울거나 급작스럽게 웃기도 한다. 또 뇌의 손상 부위에 따라 몸의 일부가 마비될 수도 있고, 말하거나 음식을 삼키는 기능에 장애가 생기기도 한다.

문제는 이러한 혈관성 치매를 치료할 방법이 없다는 점이다. 이미 손상된 뇌세포는 수술이나 약물로도 회복시키지 못한다. 약물을 이용해 상태가 더 나빠지는 것을 지연시키거나 기억력 감퇴를 더디게는 할 수 있지만, 근본 치료는 힘든 실정이다. 따라서 치매는 예방이 아주 중요하다. 그러기 위해서는 평소 혈액과 혈관 건강을 나빠지게 하는 음식 섭취를 최대한 자제해야 한다.

수은 함량이 높은 생선들

가장 신경 써야 할 것은 생선에 함유된 수은 농도다. 보통 생선의 크기에 따라 수은 농도가 달라진다. 참치, 고래 등 몸집이 크고 오래 사는 생선은 더 많은 수은을 몸에 축적한다. 반면 크기가 작고 수명이 짧은 멸치, 까나리 등에는 수은이 적다. 그 중간쯤 되는 생선은 조기, 고등어 등이다. 생선은 단백질이 풍부하고 지방이 적은 저지방·고단백 식품이다. 생선의 불포화지방인 오메가-3 지방산은 인체가 필요로 하는 지방이므로 혈중 중성지방 및 지질 수치와 혈압을 낮춰주고 혈전 생성을 억제하고 혈액 순환을 개선하여 뇌 활동을 촉진함으로써 치매 예방에 좋다. 또 자연치유력과 면역력을 증강시킨다.

현재 한국인들의 평균 혈중 수은 농도는 그다지 높은 편이 아니다. 그러나 2006년경만 해도 우리나라는 수질 오염과 생선의 수은 함량에 대한 경각심이 부족했기 때문에 국민의 혈중 수은 농도가 미국인과 독일인보다 무려 5~8배 정도 높았다. 하지만 식품의약품안전처의 조사에 따르면, 2014년경에 접어들면서 1인당 혈중 수은 농도는 평균 3.45㎍/L로 '안전한 수준'이 됐다. 안전 기준이 5.0㎍/L니까 상당히 낮아진 것이다. 그러나 생선을 좋아하는 사람이나 부모에 의해서 생선을 자주 먹게 되는 아이들은 혈중 수은 농도가 평균치보다 높을 수 있다.

그러나 단지 수은 농도 때문에 생선이 가진 풍부한 영양소를 포기하기란 쉽지 않으니 그 위험성을 피하는 식습관을 알아둘 필요가 있다.

대체로 수은이 축적되는 생선 부위는 내장, 알 등이니 이런 부위는 그 주변부와 함께 도려내고 조리하는 것이 좋다.

생선은 일주일에 1회 정도만 섭취하면 그나마 수은에 대한 걱정을 덜 수 있다. 굴과 같은 조개류나 고래·참치 같은 덩치 큰 생선은 수은과 같은 중금속이 축적되어 있을 우려가 있으니 주의하고, 해산물을 먹을 때는 날로 먹기보다 익혀서 먹는 것이 좋다. 또 생선을 자주 먹는다면 수은으로 인한 세포 손상을 막아주는 셀레늄과 비타민C를 함께 섭취하고, 수은 배출에 도움을 주는 채소와 곁들여 먹을 것을 추천한다.

채소에는 효소가 풍부하다. 수은과 같은 중금속은 화학적 결합력이 강해서 효소가 생화학적 반응을 일으킬 자리에 대신 들러붙어 효소의 역할을 방해한다. 효소는 우리 몸에서 소화, 분해, 배설, 에너지 생산, 구성성분의 합성 등 수백 가지 생화학적 반응을 일으키는 촉매제 역할을 하기 때문에 효소가 부족하면 아무리 영양소가 풍부한 음식을 먹어도 인체에 제대로 쓰일 수 없다. 그러니 효소가 풍부한 채소를 생선과 함께 먹어서 수은으로 인해 부족해질 수 있는 효소를 미리 보충하는 것이 좋다.

우리 몸에 수은과 같은 중금속이 쌓이면 가급적 빨리 몸밖으로 배출해야 하는데 축적량이 많은 경우엔 그마저도 어렵다. 병원에서 중금속을 제거할 때는 주로 킬레이션 요법을 사용한다. EDTA라는 약물을 정맥에 주사하거나 먹거나 항문에 좌약으로 넣어 중금속을 소변으로 배출시키는 방법이다.

당, 입은 맛있어하지만 몸은 죽어간다

치매와 혈관 건강을 위해서 반드시 알아야 할 것이 '당독소(Glycotoxin)'다. '최종당화산물'이라고도 하고, 영어로 '에이지(AGE)'라고도 표현한다. 당독소는 120℃ 이상의 고온에서 굽거나 튀기거나 볶을 때 당과 단백질이 결합되어 변성된 유해한 물질로, 체내에 과도하게 축적되면 염증 반응을 일으키고 심혈관질환, 당뇨병, 암은 물론 치매를 유발하기도 한다.

반면 당독소를 줄이면 각종 질병에서 자유로워질 수 있고, 수명도 늘릴 수 있다. 미국 마운트시나이대학교 의대 연구팀은 미국인 350명에게 당독소를 줄이는 식품을 제공했고, 그 결과 관련 질병이 줄어들었다는 사실을 확인했다. 또 동물실험을 한 결과 수명이 연장된다는 사실까지 밝혀졌다.

당독소는 채소보다는 육류를 먹을 때 훨씬 많이 발생하는데, 특히 육류를 어떻게 조리하느냐에 따라 발생량이 크게 차이 나는 것으로 알려져 있다. 우선 육류와 채소를 비교해보면, 당근을 먹으면 발생하는 당독소는 100g당 10ku에 불과하지만 닭고기의 경우는 692ku다. 69배나 차이 난다.

조리 방법에 따라서도 차이가 난다. 마운트시나이대학교 의대 연구팀은 미국인들이 흔히 먹는 음식에서 조리 전과 조리 후의 당독소를 측정했다. 아래 표는 조리 전과 조리 후의 당독소 함량 변화이며, 단위는 ku이다.

음식	조리 전 당독소 양	조리 후의 당독소 양
바베큐한 닭고기 다리살과 등껍질	90ku	16,668ku
구운 소고기, 소시지	90ku	10,143ku
구운 닭다리살, 껍질	90ku	10,034ku
튀긴 소고기 스테이크	90ku	9,052ku

열이 가해지면서 당독소가 엄청나게 늘어난다는 사실을 알 수 있다. 이외에도 조리 전 달걀의 당독소는 90ku이지만 달걀프라이의 당독소는 2,749ku로 치솟고, 25분 정도 삶은 감자의 당독소는 17ku이지만 기름에 튀긴 감자칩의

당독소는 865ku가 되었다. 군만두, 군고구마 등 불에 직접 굽고 튀긴 음식들도 당독소가 높다.

이쯤에서 "맛있는 음식은 다 몸에 안 좋은 거야?"라는 볼멘소리가 나올 법하다. 그런데 맛있는 음식이 몸에 좋지 않다는 건 어느 정도 일리 있는 말이다. 육류의 단백질과 당 성분이 고온에서 조리되면 화학반응을 일으키고 육류 특유의 맛있는 향과 색이 만들어진다. 이를 '마이야르 반응'이라고 한다. 빵을 구울 때 나는 향긋한 냄새, 커피 원두를 볶을 때 나는 은은한 향기도 마이야르 반응의 일종이다. 결과적으로 '맛있는 음식은 다 몸에 좋지 않은 거야?'라는 불만은 과학적으로 맞는 말인 것이다.

그러나 이러한 음식을 완전히 끊고 사는 건 쉽지 않은 일이다. 그래서 우리는 최소한 당독소 섭취량을 줄이는 방법을 알고 있어야 한다.

- 육식을 즐기고 싶다면 최대한 삶거나 쪄서 먹는다.

- 채소를 풍부하게 먹는다.

- 식사 후 디저트(쿠키, 빵, 케이크 등)는 자제한다.

- 식사 후 무차, 생강차, 쑥차, 비트차를 마신다.

- 식후 15분 내에 혈당이 오른다는 점을 감안해 식후엔 바로 걷거나 몸을 움직인다. 식후에 몸을 움직이면 혈당이 저장되지 않고 바로 에너지로 사용된다.

- 생강, 레몬, 표고버섯, 발아현미, 마늘 등 당독소 배출에 좋은 식품을 먹는다.

- 당독소의 하루 최대 허용량은 1만ku 이하이다. 따라서 한 끼 정도 육류를 먹었다면 다른 두 끼는 육류 없이 식사하는 습관을 들여야 한다.

04

편리함을 앞세운
고지혈증 유발 식품들

최근 우리의 식습관에서 가장 큰 변화는 외식과 배달음식 등 편리한 식사에 대한 의존도가 급격하게 높아진 것이다. 배달음식의 성장이 특히 두드러졌다. 집에서 음식을 만들어 먹지 않는 사람들이 늘고, 인터넷 강국답게 관련 플랫폼이 잘 정비되어 있어 스마트폰만 있으면 누구나 음식을 주문할 수 있는 환경이 되었기 때문이다. 2020년에 음식 가격과 배달료를 합친 총 거래액이 무려 20조 원을 넘어섰을 정도다.

그런데 배달음식은 음식점 간의 '경쟁'이 기본이기 때문에 인상에 남을 만큼 자극적인 맛을 내게 되어 있다. 그러다 보니 조미료를 지나치게 많이 사용하고 달고 짜게 맛을 내는 경향이 있다. 이 맛에 한번 길들여지면 집밥을 만들 때도 달고 짜게 맛을 내는 등 전반적인 식습관에 영향을 미친다.

편의점에서 간편하게 한 끼를 때울 수 있는 음식, 마트에서 구매할 수 있는 가정간편식, 맛집에서의 외식도 크게 다르지 않다. 모두 '맛'을 중심으로 구매력을 높이고 단골을 만들려다 보니 각종 조미료를 넣어 맛을 내게 된다.

그런데 편리함을 앞세운 이런 음식들이 사실은 '고지혈증 유발 식품'이라는 사실을 아는가?

한 끼에 1,000kcal가 넘어

배달음식, 편의점 음식, 가정간편식, 외식의 공통점은 칼로리와 나트륨 함량이 높아서 탄수화물을 과잉 섭취하게 만든다는 것이다. 입에 착 감기는 맛을 내기 위해 조미료를 많이 사용하기 때문에 배가 부를 때까지 먹게 된다.

게다가 이런 식품들은 칼로리가 매우 높다. 일반적으로 1일 권장 칼로리는 남성은 2,500kcal, 여성은 2,000kcal 정도다. 물론 키와 운동량, 몸무게에 따라 달라질 수 있지만 대체로 이 정도라고 보면 된다. 하루에 세끼를 먹는다면 남성의 경우 한 끼에 900kcal 정도면 충분하다. 하지만 자장면에 탕수육이나 튀김만두를 더하면 한 끼 필요 칼로리인 900kcal를 훌쩍 넘어선다. 치킨은 단 2조각만 먹어도 300kcal를 넘어선다. '1인 1닭'이라는 말처럼 혼자서 치킨 한 상자를 먹어치우고 콜라까지 먹으면 1일 권장 칼로리 이상으로 섭취하게 된다.

최근에 새로 나온 메뉴일수록 칼로리가 더 높다. 일명 '로제 떡볶이'는 1인분에 2,600kcal가 넘어선다. 한 끼가 하루치 칼로리에 육박하는 것이다. 떡볶이 역시 오뎅이나 라면이 들어가는가 하면, 튀김을 추가해서 먹으면 칼로리는 더 폭증한다. 족발과 쟁반국수를 같이 먹으면 역시 한 끼에 1,000kcal를 넘어선다. 특히 배달음식은 배달 가능한 가격대를 채우기 위해 여러 가지 음식을 함께 배달시키기 때문에 섭취 칼로리는 더 늘어난다.

이러한 음식들을 즐기면서는 절대 건강한 혈액과 혈관을 가질 수 없다. 게다가 고칼로리 음식을 섭취하면 인슐린저항성이 생기는데, 그 결과가 치명적이다. 길병원 심장내과 연구팀이 인슐린저항성 환자 69명과 대조군 81명을 대상으로 혈관 내부를 초음파로 검사한 결과, 인슐린저항성이 있는 환자는 혈관 내에 '죽상반'이 20%나 증가하는 것으로 나타났다. 죽상반은 '피떡'이라고도 하는 혈전이며 한의학에서 말하는 어혈을 만드는 물질로, 혈압을 높이고 염증을 유발한다. 그 결과 혈관이 막혀서 심근경색, 뇌졸중, 심장질환을 일으킨다.

청소년의 미래 건강도 위협

이런 음식들은 짠맛이 강하다는 문제도 있다. 이런 음식을 먹어 체내에 다량의 나트륨이 유입되면 세포보다는 혈관에 나트륨이 더 많아져서 세포에 있던 수분이 혈관으로 빠져나가고, 그 영향으로 혈압이 올라가서 고혈압이 유발될 수 있다. 뿐만 아니라 당뇨병, 비만, 만성피로, 피부 노화까지 생길 수 있다. 또 과도한 나트륨은 모세혈관을 손상시키고, 신장 기능을 저하시키며, 나트륨 성분이 몸에서 빠져나갈 때 뼈의 건강을 지키는 칼슘까지 함께 빠져나가 상기적으로 골다공증의 위험성이 높아진다.

　나트륨은 집밥을 해먹을 때도 신경 써야 한다. 한식에도 나트륨이 상당량 들어가기 때문이다. 세계보건기구(WHO)가 정한 1일 권장 나트륨 제한량은 2,000mg이다. 그런데 1인분을 기준으로 비빔밥에는 1,050mg의 나트륨이, 육개장에는 877mg의 나트륨이, 된장찌개에는 813mg의 나트륨이 들어 있다. 돼지갈비찜에는 무려 1,134mg의 나트륨이 들어 있다. 2018년 기준 한국인의 1일 나트륨 섭취량은 3,274mg으로 이미 권장량을 훌쩍 넘어섰다. 그렇지 않아도 한식에 나트륨 함량이 많은데 여기에 음식 맛을 좋게 하겠다고 소금을 더 뿌리니 나트륨 함량이 극한으로 치달은 것이다.

　청소년들이 배달음식을 자주 먹는데, 그것도 장기적으로 문제가 되고 있다. 2021년 8월 연세대학교 식품영양학과 연구팀이 조사한 바에 의하면, 중고생들이 가장 좋아하는 배달음식은 닭튀김, 닭강정, 찜닭, 짬뽕, 자장면, 피자 등이었다. 모두 혈액과 혈관 건강에 좋지 않은 음식들이다. 청소년 시기부터 이런 음식들에 길들여지면 성인이 되어서도 배달음식을 찾을 수밖에 없다.

　배달음식, 편의점 음식, 가정간편식, 외식 음식은 조리가 간편하거나 조금만 이동하면 언제든지 사먹을 수 있어서 그 유혹에서 벗어나기가 쉽지 않다. 물론 그중에는 건강한 음식도 분명 있겠지만, 일부러 그런 음식을 찾지 않으면 맛은 좋지만 몸에는 좋지 않은 음식으로 손이 가기 마련이다. 그런 점에서, 조금 귀찮더라도 가급적 집에서 손수 음식을 만들어 먹기를 권한다.

고지혈증 유발 식품,
어쩔 수 없다면 '조절'하거나 '해독'하며 먹자

배달음식이나 간편식, 외식 음식을 완전히 끊기는 쉽지 않다. 시간이 없거나 누군가와 함께 먹어야 할 때, 꼭 먹고 싶은 음식이 있을 때는 자신도 모르게 스마트폰 배달 앱으로 손이 가기 때문이다. 또 약속한 사람과 맛집에 가야 하는 경우도 분명 생긴다. 그럴 때에는 자구책으로 식품첨가물을 중화하거나 섭취량을 조절하거나 '해독'을 신경 쓰며 먹는 것이 좋다.

우선, 탕수육처럼 소스를 곁들여 먹는 음식이라면 소스는 조금씩 찍어 먹는 것이 좋다. 소스를 음식에 왕창 부어서 먹으면 그만큼 식품첨가물의 섭취량이 늘어나기 때문이다.

그리고 반드시 채소를 섭취한다. 예를 들어 점심에 배달음식을 먹었거나 외식을 했다면 저녁에는 집에서 채소가 풍부한 식단을 준비한다. 특히 튀긴 음식을 먹을 때는 채소가 필수다.

탄산음료는 최소한으로 섭취해야 한다. 배달음식을 시키면 탄산음료를 서비스로 주는 경우가 흔한데, 맛은 있을지 모르지만 배달음식과 섞어 먹으면 우리 몸이 받는 타격이 매우 크다.

과일을 먹는 것도 중요하다. 특히 나트륨을 과잉 섭취했을 때, 비타민·미네랄·항산화 영양소를 보충해야 할 때는 바나나, 토마토, 아보카도 등을 함께 먹는 것이 좋다. 중성지방을 분해하는 키위도 권장할 만한 과일이다.

소스를 적게 먹고, 채소나 과일을 챙겨 먹고, 탄산음료를 적게 마시면 특유의 맛이 반감될 수도 있다. 그러나 이런 노력을 기울이지 않는다면 우리 몸은 음식에 의해 망가져 간다는 사실을 기억하자.

PART 6

근본부터 치료하는 고지혈증 한의학 치료법

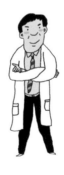

서양의학이 개발한 몇 가지 약물과 일부 백신은
놀라운 치료 효과를 발휘했으며, 가설을 세워서 과학적으로
철저히 검증해나가는 방법은 전 인류의 생명을 살리는 데 큰 역할을 했다.
그러나 이 과정에서 약물이 인체의 자연치유력을 능가할 수 있다는
'착각'을 만들어냈다. 인체는 스스로가 의사이자 약사이며,
인간을 둘러싼 자연은 최고의 치유 병원이나 다름없다.
한의학은 이러한 사실을 잊지 않고 오늘날까지 전통을 유지하며
인간의 건강을 되살리지만, 서양의학은 인체를 기계적으로 보고
수술과 약물에 의존해 치료를 한다.
이러한 인식은 사람들이 아프면 약부터 찾게 만들었다.
하지만 '혈액과 혈관을 건강하게 하는 약물'은 세상에 없다.
지금부터는 고지혈증약을 끊고 한의학 치료로
고지혈증에서 벗어난 사람들의 이야기를 들어본다.
한의학이 건강을 되살리는 원리, 자연요법을 통해 고지혈증을 비롯한
혈액과 혈관 질환에서 벗어나는 치료법도 함께 알아본다.

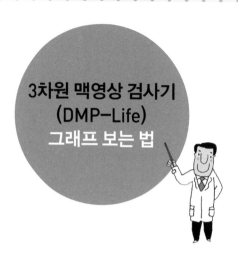

3차원 맥영상 검사기(DMP-Life)
그래프 보는 법

3차원 맥영상 검사기는 심장박동의 정상 여부, 혈압 상태, 혈관의 노화도 및 맥의 전반적인 균형도를 동시에 검사함으로써 우리 몸의 구조적·기능적 이상 상태를 확인하고, 혈압의 불균형이 일어나는 이유를 확인하는 중요한 분석 도구이다.

3차원 맥영상 검사기의 계기판이 의미하는 바는 다음과 같다.

■ 심장박동 수, 맥 세기, 맥 모양, 맥 깊이

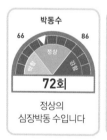

박동수

66   86

정상

72회

정상의
심장박동 수입니다

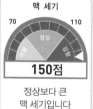

맥 세기

70   110

정상

150점

정상보다 큰
맥 세기입니다

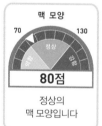

맥 모양

70   130

정상

80점

정상의
맥 모양입니다

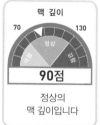

맥 깊이

70   130

정상

90점

정상의
맥 깊이입니다

심장박동 수, 맥 세기, 맥 모양, 맥 깊이가 부족한지 혹은 과한지를 바로 알 수 있다.

■ 순환 건강

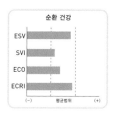

심장이 수축할 때 뿜어지는 혈액량은 물론 온몸의 장기와 말초 부위에까지 충분히 혈액이 공급되고 있는지, 아니면 부족하게 공급되는지를 알 수 있다.

- **ESV** : 심장이 수축할 때 뿜어지는 혈액량
- **SVI** : 몸 크기 대비 혈액량
- **ECO** : 1분 동안 심장에서 나오는 혈액량
- **ECRI** : 혈액 순환 저항

■ 혈관 건강

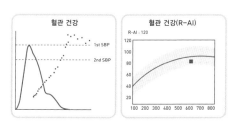

혈관 건강의 상태는 두 가지 그래프를 통해 알 수 있다.

왼쪽의 '혈관 건강' 그래프를 통해서는 혈관의 긴장도를 확인할 수 있다. 파란 실선은 심장박동 상태를 나타내고, 빨간 점선은 심장박동 시 혈관의 회복력과 탄성에 의해 만들어지는 혈관 단면에 대한 맥관 반응을 알려준다. 1st SBP는 심장박동 시 심장의 자체 혈압을, 2nd SBP는 심장박동 후 혈관에서 부딪혀 오는 혈압을 나타낸다.

오른쪽의 '혈관 건강(R-AI)' 그래프를 통해서는 혈관의 노화도를 확인할 수 있다. 피험자의 연령과 체구, 몸무게, 심장박동, 혈관 저항 등을 고려해 피험자의 혈관 노화도를 나타낸다.

01

한의학 치료로 고지혈증에서
벗어난 사람들

치료 사례 1 _ 20년 동안 높았던 총콜레스테롤 수치, 단 3개월 만에 정상으로

"약까지 끊고 인체의 모든 기능이 회복되었습니다"

조병옥 씨(가명 · 남 · 65세)는 30대까지 직장생활을 열심히 하다가 40대 초반에 창업을 했다. 초기에는 누구나 그렇듯 사업이 어려웠지만, 어느 정도 상승세를 타면서 안정이 되는가 싶었다. 하지만 1년이 채 되지 않아 납품업체들이 동시다발적으로 부도를 내면서 본인의 사업도 위기에 처하게 됐다. 그렇다고 사업을 접을 수는 없어 계속해서 거래처 사람들을 만나 접대하며 사업을 되살릴 기회를 노렸다.

그 시기부터 새벽까지 술 마시는 일이 잦아졌고, 스트레스가 지속되면서 만

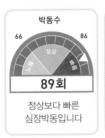

박동수

66   86

정상
노랑   빠름

89회

정상보다 빠른
심장박동입니다

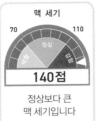

맥 세기

70   110

정상
약함   강함

140점

정상보다 큰
맥 세기입니다

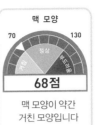

맥 모양

70   130

정상
거침   부드러움

68점

맥 모양이 약간
거친 모양입니다

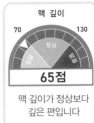

맥 깊이

70   130

정상
얕음   깊음

65점

맥 깊이가 정상보다
깊은 편입니다

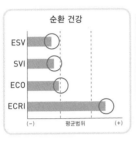

순환 건강

ESV
SVI
ECO
ECRI

(−)   평균범위   (+)

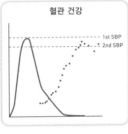

혈관 건강

1st SBP
2nd SBP

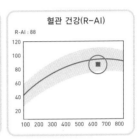

혈관 건강(R-AI)

R-AI : 88

[3차원 맥영상 검사 결과]

성피로가 생겼다. 처음에는 그래도 몸이 견뎠기에 그 생활을 이어갔는데 결국 질병의 역습이 시작됐다. 소화불량, 변비, 불면증에 시달렸고 체중은 무려 15kg이나 불어났다.

병원에서 진료를 하니 총콜레스테롤 320mg/dL, 중성지방 280mg/dL여서 고지혈증약을 먹기 시작했다. 그때가 40대 중반이었으니까 지금까지 거의 20년간 약에 의존해서 살아온 셈이다.

3차원 맥영상 검사 결과

맥이 다소 빠르고, 맥 세기는 크며, 맥 모양이 거칠고, 맥 깊이는 약간 깊은 상태다. 순환 건강을 보면 ESV(심장이 수축할 때 뿜어지는 혈액량), SVI(몸 크기 대비 혈액량), ECO(1분 동안 심장에서 나오는 혈액량)가 평균 범위에 못 미치고 ECRI(혈액 순환 저항)가 높게 나왔다.

순환 건강 그래프와 혈관 건강(R–AI) 그래프를 비교해볼 때 혈관 건강은 양호한 상태다. 이는 혈관의 노화에 기인해 고지혈증이 생겼다기보다는 스트레스와 과로로 인해 혈액에 노폐물이 많아지면서 고지혈증이 생겼다고 볼 수 있다.

주요 치료법

- **한약요법** : 담음을 없애 심장과 폐의 기능을 활성화하면서 전체적으로 활력을 높일 필요가 있어서 담음을 제거하는 가미소요산, 천왕보심단, 귀비탕, 온담탕, 자음강화탕을 처방했다.

- **침 치료** : 고지혈증 상통침법으로 심경–담경, 심포경–위경, 폐경–방광경을 소통시켜서 심장과 심포 기능을 활성화했다.

- **뜸요법** : 환자를 누여서는 하복부에, 앉혀서는 백회혈과 용천혈에 간접뜸을 시술했다.

- **부항, 매선침, 웅담 사향 약침** : 심·심포·폐 배수혈, 전중혈, 거궐혈, 백회혈, 대추혈에 일주일에 1회 실시했다.

- **식이요법** : 자연식 위주로 식사하는 것이 중요하다. 오전에는 청국장과 들기름을 섭취하고, 혈액의 지방 개선을 위해 피엔원화이바액(기존의 청혈주스 재료인 당근, 사과, 귤, 생강, 양파에 새싹보리와 쑥, 마늘 등을 넣어서 3차 발효한 제품)을 오전 공복에 복용하도록 했다.

- **기타 요법** : 아침저녁으로 척추경혈운동기(척추와 척추경혈을 자극하여 전신의 기

혈을 순환시켜 중추신경, 말초신경을 조율하는 운동기. 운동법은 222~225쪽 참조)로 몸을 단련했다.

치료 경과 및 예후

치료를 시작한 지 열흘 정도 되자 조금씩 변화가 보였다. 총콜레스테롤과 중성지방 수치가 조금이나마 떨어졌고, 만성피로가 개선되었으며, 머리가 다소 맑아졌다. 소화가 잘되니 마음이 편해져서 본격적인 치료에 임할 수 있었다.

1개월 정도 되자 불면증이 상당히 개선됐고 피로감도 현저하게 줄었다. 밤에 잠을 잘 자니 두통도 사라지고 스스로 건강 개선에 대한 자신감이 생겼다. 총콜레스테롤은 300mg/dL 이하로 떨어졌다.

2개월이 되면서 몸이 더 가벼워지고 활력이 넘치기 시작했으며, 매일 복용하던 고지혈증약을 이틀에 한 번으로 줄여도 총콜레스테롤은 270mg/dL로 낮아졌다.

3개월이 되자 그간 일상을 괴롭혔던 여러 불편 증상들이 거의 사라져서 고지혈증약을 완전히 끊을 수 있었다. 총콜레스테롤 200mg/dL, 중성지방 140mg/dL로 완전히 정상을 회복했다.

"두통, 우울증, 분노 등 정신적인 문제까지 해소되었습니다"

최무진 씨(가명 · 남 · 68세)는 50대에 대기업 간부로 직장생활을 하다가 은퇴를 했다. 그런데 이후 몸 상태가 더 안 좋아졌다. 이미 15년 전에 고지혈증 진단을 받고 관리를 해왔지만 제대로 회복되지 않은 상태였다. 직장생활을 할 때 늘 성과에 대한 압박을 받아 스트레스와 감정 기복이 심했으며 우울감을 느낄 때가 많았다. 만성두통에 시달렸고, 담음으로 인해 가래도 심했다. 또 몸이 피곤해지면 다리가 마비되는 증상이 있었으며 어깨도 결렸다.

건강검진을 받았지만 특별한 질병이 있지는 않았고 긴장성 두통과 고지혈증이 있다는 진단을 받았다. 총콜레스테롤은 300mg/dL가 넘었고, LDL콜레스테롤은 190mg/dL, 중성지방은 250mg/dL 수준이었다. 더 이상 몸이 아파서는 안되겠다는 생각에 한의원에 내원했다.

3차원 맥영상 검사 결과

옆 페이지의 진단 그래프를 보면 심장박동 수, 맥 세기, 맥 모양은 정상이고 맥 깊이가 정상보다 깊은 편이다. 순환 건강 그래프를 살펴보면 ESV(심장이 수축했을 때 뿜어지는 혈액량), ECO(1분 동안 심장에서 나오는 혈액량)가 평균 범위에 못 미치는 데 비해 ECRI(혈액 순환 저항)는 높다. 이는 혈액이 탁해서 혈액 순환이 잘되지 않는다는 의미이다. 혈관 건강 그래프는 1st SBP(심장박동 시 심장의 자체 혈압)와 2nd SBP(심장박동 후 혈관에서 부딪혀 오는 혈압) 간격이 비교적 좁은 것으로 보

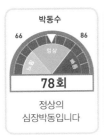

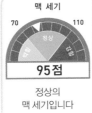

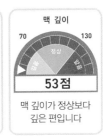

박동수	맥 세기	맥 모양	맥 깊이
66 86	70 110	70 130	70 130
정상	정상	정상	정상
78회	**95점**	**97점**	**53점**
정상의 심장박동입니다	정상의 맥 세기입니다	정상의 맥 모양입니다	맥 깊이가 정상보다 깊은 편입니다

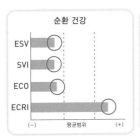

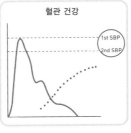

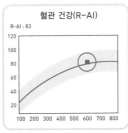

[3차원 맥영상 검사 결과]

아 심장이 약해져 있고 기능이 저하되어 있음을 알 수 있다. 혈관 건강(R-AI)는 비교적 양호한 편이다.

주요 치료법

● **한약요법** : 담음을 없애고 심장과 폐의 기능을 활성화하는 온담탕, 자음강화탕, 천왕보심단, 귀비탕을 처방했다.

● **침 치료** : 고지혈증 상통침법으로 심경−담경, 심포경−위경, 폐경−방광경을 소통시켜서 심장과 폐의 기능을 활성화하였다.

●**뜸요법** : 환자를 누여서는 하복부의 전중혈과 거궐혈에, 앉혀서는 백회혈와 용천혈에 간접뜸을 시술했다.

- **부항, 매선침, 웅담 사향 약침** : 심·심포·폐의 배수혈, 전중혈, 거궐혈, 백회혈, 풍지혈, 견정혈, 대추혈에 일주일에 1회 실시했다.
- **식이요법** : 아침에 일어나서 청국장과 들기름을 먹고, 자연식 위주의 식사를 하고, 혈중 지방 상태를 개선하기 위해 피엔원화이바액을 매일 오전 공복에 복용하도록 했다.
- **기타 요법** : 매일 저녁 반신욕을 하고, 아침저녁으로 척추경혈운동기로 몸을 단련했다.

치료 경과 및 예후

한의학 치료가 시작되면서 생활습관이 완전히 바뀌었으며, 보름 이후부터 조금씩 효과가 나타났다. 가래가 많이 사라졌고, 콜레스레롤 수치도 낮아지기 시작했다. 두통도 완화되었으며, 우울증이 개선되면서 감정의 기복도 줄어들었다.

1개월이 넘어서부터는 잠을 푹 자기 시작해 몸이 상쾌했고, 고지혈증약을 먹지 않아도 수치가 그리 높지 않았다.

4개월을 넘어서부터는 총콜레스테롤 200mg/dL, LDL콜레스테롤 100mg/dL, 중성지방 130mg/dL로 회복되었다. 이후 고지혈증약을 완전히 끊었으며 활력 넘치는 일상을 되찾았다.

"몸도 좋아지고 마음도 너그러워졌습니다"

이채복 씨(가명 · 남·55세)는 예민하고 소심하고 내성적인 성격이다. 아내와 성격 차이가 커서 어느 순간부터 거의 매일 부부싸움을 했으며, 그로 인한 스트레스가 심해 편안한 일상을 유지할 수 없었다. 특히 아내가 갱년기에 접어들면서 일상에서의 부딪힘은 더 잦아졌다. 결국 이 씨는 술로 스트레스와 마음의 상처를 달랬고, 매일 소주를 한 병 이상 먹지 않으면 잠을 잘 수 없었다. 결국 그는 20년 전부터 당뇨약을, 15년 전부터 고지혈증약을 복용해왔다.

몸에는 더 심각한 증상이 나타났다. 두통과 불면증에 시달렸고, 통증으로 인해 숙면을 취하지 못했고, 잠자는 동안 종아리가 저렸다. 한의원에 내원하기 전에 총콜레스테롤은 380mg/dL가 넘었고, HDL콜레스테롤은 40mg/dL, LDL콜레스테롤은 210mg/dL, 중성지방은 200mg/dL였다. 무엇보다 고지혈증약을 복용한 이후부터 두통이 더 심해졌고 기억력도 떨어졌으며 근육의 힘도 빠졌다. 심할 경우에는 관절에 힘이 빠져서 오래 걷지 못하고 중간에 넘어지는 일까지 있었다.

3차원 맥영상 검사 결과

뒤 페이지의 그래프를 보면 분당 심장박동이 약간 느리나 맥이 정상보다 크고 깊은 편이다. 순환 건강은 비교적 양호하나 ECRI(혈액 순환 저항)가 높다. 혈관 건강은 1st SBP(심장박동 시 심장의 자체 혈압)와 2nd SBP(심장박동 후 혈관에서 부

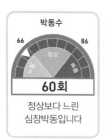

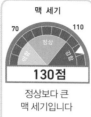

박동수	맥 세기	맥 모양	맥 깊이
60회	130점	105점	65점
정상보다 느린 심장박동입니다	정상보다 큰 맥 세기입니다	정상의 맥 모양입니다	맥 깊이가 정상보다 깊은 편입니다

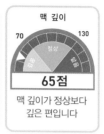

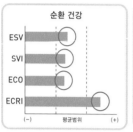

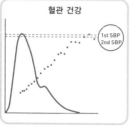

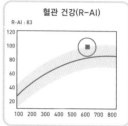

[3차원 맥영상 검사 결과]

딪혀 오는 혈압) 간격이 매우 좁은 것으로 보아 혈액 상태에 이상이 있고 혈관 건강이 좋지 않다. 고지혈증약을 오래 복용한 결과로 보인다. 또한 혈관 건강(R-AI)도 정상 범위보다 높아 혈액과 혈관의 지속적 관리가 필요하다.

주요 치료법

● **한약요법** : 담음과 울화를 없애기 위해 가미소요산, 청심연자음, 자음강화탕을 처방했다.

● **침 치료** : 고지혈증 상통침법으로 심경−담경, 심포경−위경을 소통시켜서 심장과 심포 기능을 활성화했다.

● **뜸요법** : 환자를 누여서는 하복부와 전중혈·거궐혈에, 앉혀서는 백회혈과 용

천혈에 간접뜸을 시술했다.

- **부항, 매선침, 웅담 사향 약침** : 심·심포·폐·간의 배수혈, 전중혈, 거궐혈, 백회혈, 풍지혈, 견정혈, 대추혈에 일주일에 1회 실시했다.

- **식이요법** : 가장 먼저 술을 끊게 했다. 오전에 청국장과 들기름을 섭취하고, 자연식 위주의 식사를 하고, 혈중 지방의 개선을 위해 피엔원화이바액을 매일 오전 공복에 복용하게 했다.

- **기타 요법** : 매일 저녁 반신욕을 하고, 아침저녁으로 척추경혈운동기로 몸을 단련했다.

치료 경과 및 예후

치료를 시작하고 금주를 한 뒤 열흘쯤 되자 피로가 덜하고 두통의 강도도 약해졌다. 1개월 정도 지나면서는 불면증이 거의 사라져 충분하게 잠을 잘 수 있었고, 자면서 다리가 저리는 증상도 상당히 완화되었다.

이렇게 5개월 정도 노력하자 총콜레스테롤 210mg/dL, HDL콜레스테롤 70mg/dL, LDL콜레스테롤 140mg/dL, 중성지방 130mg/dL로 정상이 됐다. 몸이 좋아지니 마음도 너그러워져서 아내와 싸우는 일이 줄어들고, 평정심을 가지고 생활할 수 있게 됐다. 고지혈증약을 끊고 나서도 콜레스테롤 수치가 호전됐다.

"고지혈증약에서 해방, 꿈만 같던 일이었습니다"

김조선 씨(가명·여·65세)는 소화기관에 많은 문제가 있었다. 어려서부터 잘 체했고 복통도 잦았다. 작은 회사를 운영했는데 회식을 하면서 술을 자주 마시고 식사를 불규칙하게 하고 인스턴트식품을 자주 먹으니 소화 기능 더 나빠졌고 가래도 자주 생겼다. 변비, 복부비만도 심하고 입에서는 구취가 심하게 났다. 병원에서 고지혈증 진단을 받은 후 지금까지 무려 25년간이나 약을 복용해왔다.

3차원 맥영상 검사 결과

옆 페이지의 그래프를 보면 심장박동이 아주 느리고 맥 세기도 작으며, 맥 모양이 약간 거칠다. 혈액이 탁하고 혈관의 탄력도 문제가 있다. 순환 건강에서 ESV(심장이 수축했을 때 뿜어지는 혈액량), ECO(1분 동안 심장에서 나오는 혈액량)가 평균 경계 범위 혹은 평균에 못 미친다. 또한 혈관 건강에서 1st SBP(심장박동 시 심장의 자체 혈압)와 2nd SBP(심장박동 후 혈관에서 부딪혀 오는 혈압) 간격이 아주 넓으며, 혈관 건강(R-AI)에서 혈관 노화도가 지나치게 높게 나왔다. 이는 모두 혈액과 혈관이 건강하지 않다는 의미이다.

주요 치료법

● **한약요법** : 식적을 없애고 소화 기능을 좋게 하기 위해 변비와 하복부의 가스, 복부비만을 줄일 필요가 있어 대시호탕, 방풍통성산, 평위산, 사군자탕을

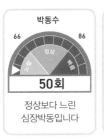

박동수
66 · 86
정상
50회
정상보다 느린
심장박동입니다

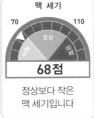

맥 세기
70 · 110
정상
68점
정상보다 작은
맥 세기입니다

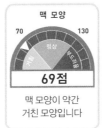

맥 모양
70 · 130
정상
69점
맥 모양이 약간
거친 모양입니다

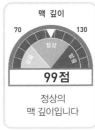

맥 깊이
70 · 130
정상
99점
정상의
맥 깊이입니다

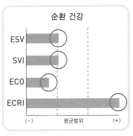

순환 건강

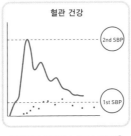

혈관 건강

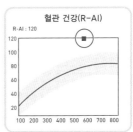

혈관 건강(R-AI)

[3차원 맥영상 검사 결과]

가감 처방했다.

● **침 치료 :** 고지혈증 상통침법으로 비경－소장경, 심포경－위경, 간경－대장경을 소통시켜서 하복부의 냉기를 없앴다.

● **뜸요법 :** 환자를 누여서는 하복부와 중완혈·상완혈에, 앉혀서는 백회혈과 용천혈에 간접뜸을 시술했다.

● **부항, 매선침, 웅담 사향 약침 :** 간·담·비·위의 배수혈, 백회혈, 견정혈, 곡지혈에 일주일에 1회 실시했다.

● **식이요법 :** 오전에 청국장과 들기름을 섭취하고, 자연식 위주로 식사하고, 혈중 지방의 개선을 위해 피엔원화이바액을 매일 오전 공복에 복용하게 했다.

● **기타 요법 :** 저녁마다 반신욕을 해서 피로를 풀고 휴식을 쥐하노록 했다.

아침저녁으로 척추경혈운동기로 몸을 단련했다.

소화 기능을 개선하기 위해서는 식이요법이 가장 먼저 필요했다. 그래서 인스턴트식품을 멀리하고 규칙적으로 식사를 하게 했다.

약 15일 이후부터 소화가 편해지기 시작했으며, 변비가 조금씩 개선됐고, 복부에 차던 가스도 줄어들기 시작했다.

1개월이 지나면서 가래가 줄어 목이 가볍고 시원해졌다.

3개월 정도가 지나자 소화 기능이 정상인과 비슷해졌고 변비도 거의 사라졌다. 구취도 현저하게 줄었으며 잠도 푹 잘 수 있었다.

고지혈증약은 2개월이 지나면서 서서히 줄였고, 3개월이 되면서는 약을 완전히 끊었다. 다시 건강검진을 받자 총콜레스테롤 200mg/dL, LDL콜레스테롤 110mg/dL로 완전히 회복됐다. 몸과 마음 모두 편해졌고, 사업도 활발하게 하고 있다.

"20년간 복용해오던 약을 끊고 아내와의 잠자리도 개선되었습니다"

박현석 씨(가명·남·70세)는 건설업에 종사하면서 성격이 급해지고 다혈질로 변했다고 한다. 게다가 음식을 늘 배가 부르도록 먹고 간식과 야식까지 즐겼다. 무엇보다 식탐이 많은 것이 큰 문제였다. 한의학적 진단 결과 '식적'으로 판명됐다. 소화 기능이 급격하게 떨어지고 복통이 자주 생겼으며 식사 후에는 늘 복부 팽만으로 고통스러웠다고 한다. 여기에 가슴 통증과 두통이 있었고, 이명 증에 시달렸으며, 정서도 다소 불안한 상태였다.

50세에 가슴 통증이 심해서 병원에 가보니 관상동맥이 막혔다고 해서 스텐트 시술까지 받았다. 당시 총콜레스테롤 290mg/dL이고 중성지방 500mg/dL라 고지혈증약을 복용하기 시작했다. 성기능까지 저하되어 아내와의 잠자리가 만족스럽지 못했다.

3차원 맥영상 검사 결과

뒤 페이지의 그래프를 보면 정상보다 맥 세기가 크고 힘이 있다. 순환 건강은 ESV(심장이 수축했을 때 뿜어지는 혈액량)와 SVI(몸 크기 대비 혈액량), ECO(1분 동안 심장에서 나오는 혈액량)가 평균 범위에 못 미치고, ECRI(혈액 순환 저항)가 평균 범위를 넘은 것으로 보아 혈액이 탁하고 혈관의 저항이 높다. 이는 혈액과 혈관이 건강하지 않은 상태임을 말해준다. 또한 혈관의 노화가 보인다.

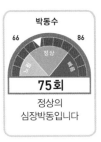
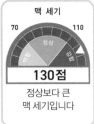
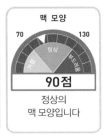
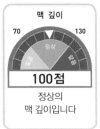

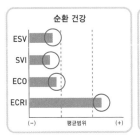
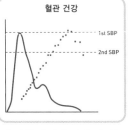
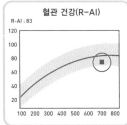

[3차원 맥영상 검사 결과]

주요 치료법

- **한약요법** : 식적으로 인한 소화장애를 개선하기 위해 위장과 소장, 대장의 기능을 향상시키고 변비로 생긴 하복부의 독소를 제거할 필요가 있었다. 곽향정기산, 대시호탕, 방풍통성산, 평위산을 가감 처방했다.

- **침 치료** : 고지혈증 상통침법으로 비경–소장경, 심포경–위경, 간경–대장경을 소통시켜서 하복부의 위와 소장, 대장을 소통시키고, 웅담 사향 약침과 봉독 약침으로 하복부에 자침을 하고, 매선침 치료를 병행했다.

- **뜸요법** : 환자를 누여서는 하복부와 중완혈에, 앉혀서는 백회혈과 용천혈에 간접뜸을 시술했다.

- **부항, 매선침, 웅담 사향 약침** : 간·담·비·위의 배수혈, 백회혈, 견정혈, 곡지

혈에 일주일에 1회 실시했다.

- **식이요법 :** 오전에 청국장과 들기름을 섭취하고, 자연식 위주의 식사를 하고, 혈중 지방의 개선을 위해 피엔원화이바액을 매일 오전 공복에 복용하게 했다.
- **기타 요법 :** 저녁마다 반신욕을 해서 피로를 풀고 휴식을 취하게 했다. 아침 저녁으로 척추경혈운동기로 몸을 단련했다.

치료 경과 및 예후

무엇보다 음식으로 인한 식적이 가장 큰 문제였다. 과식, 간식, 야식을 한꺼번에 줄여야 개선이 가능했다. 환자는 피나는 노력으로 식습관을 바꾸었으며, 그 결과 열흘이 지나면서 서서히 소화 기능이 좋아지고 복통도 줄었다. 1개월 정도 지나면서 이명증이 거의 사라지고 두통도 크게 완화되었다.

3개월이 지나면서는 그간 느꼈던 여러 불편한 고통들이 상당히 사라졌고, 총콜레스테롤 190mg/dL, 중성지방 130mg/dL로 정상이 되어 고지혈증약도 끊을 수 있었다.

극적인 변화는 이뿐이 아니었다. 가슴 통증과 두통이 거의 사라지면서 머리가 맑아지고 몸에도 활력이 생겼다. 성기능이 회복되면서 자신감이 회복되어 과거보다 훨씬 활력 넘치는 생활을 할 수 있게 됐다.

"늘 아프던 머리, 개운하지 못했던 컨디션에서 완전히 회복했습니다"

구현보 씨(가명·남·53세)가 고지혈증 진단을 받은 것은 13년 전의 일이다. 방송가에서 일을 하다 보니 정해진 업무 시간 없이 수시로 일에 몰두해야 했고, 접대를 하는 일이 잦아서 술을 자주 마셨다. 당연히 몸이 상하고 잠이 부족해 불편하고 고통스러운 증상이 여럿 생겼다. 만성피로, 두통, 불면증, 요통으로 고생했고 변비와 설사가 반복됐으며 소변이 시원하지 않고 성기능도 현격하게 저하됐다.

병원에서 지방간과 고지혈증 진단을 받았으며, 경동맥은 물론 관상동맥 상태도 심각하게 악화되었다. 총콜레스테롤 300mg/dL, 중성지방 270mg/dL, LDL콜레스테롤 200mg/dL로 지난 13년간 고지혈증약을 복용해야만 했다.

3차원 맥영상 검사 결과

옆 페이지의 그래프를 보면 심장박동이 약간 느리고 맥 세기는 아주 크며, 맥 깊이 또한 정상보다 깊은 상태이다. 순환 건강에서 ECRI(혈액 순환 저항)가 평균 범위를 넘어서 혈액 순환이 잘 안 되고 있다. 혈관 건강에서 1st SBP(심장박동 시 심장의 자체 혈압)와 2nd SBP(심장박동 후 혈관에서 부딪혀 오는 혈압) 간격이 좁은 것으로 보아 혈관 근육이 많이 긴장되어 있음을 알 수 있다. 혈관 건강(R-AI)에서 혈관의 노화도는 경계선상에 있다.

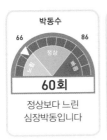

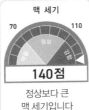

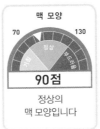

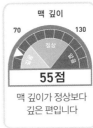

박동수 — 66 86 — 정상 — 60회 — 정상보다 느린 심장박동입니다

맥 세기 — 70 110 — 정상 — 140점 — 정상보다 큰 맥 세기입니다

맥 모양 — 70 130 — 정상 — 90점 — 정상의 맥 모양입니다

맥 깊이 — 70 130 — 정상 — 55점 — 맥 깊이가 정상보다 깊은 편입니다

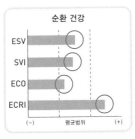

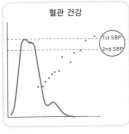

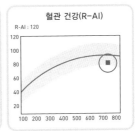

[3차원 맥영상 검사 결과]

주요 치료법

- **한약요법** : 만성피로로 활력이 많이 떨어져 있었기 때문에 어혈을 없애고 원기와 양기를 강화할 필요가 있어 활혈지제를 가미한 팔미지황탕, 녹용대보탕가미방을 처방했다.

- **침 치료** : 고지혈증 상통침법으로 신경−삼초경, 폐경−방광경을 소통시켜서 원기와 양기의 생성을 도왔다.

- **뜸요법** : 환자를 누여서는 하복부의 관원혈에, 앉혀서는 백회혈와 용천혈에 간접뜸을 시술했다.

- **부항, 매선침, 웅담 사향 약침** : 삼초·신·대장·소장·방광의 배수혈, 백회혈, 관원혈, 중극혈, 천추혈에 일주일에 1회 실시했다.

- **식이요법** : 오전에 청국장과 들기름을 먹고, 술을 최소한으로 줄이고, 아침 저녁으로 쑥차를 마시게 했다. 채소, 과일, 발효식품, 통곡물 위주의 식사를 하고, 피엔원화이바액을 매일 오전 공복에 복용하게 했다.
- **기타 요법** : 저녁마다 반신욕을 하고, 취침 전 척추경혈운동기로 척추를 풀어 숙면을 유도했다.

치료 경과 및 예후

술을 마시는 것이 건강에는 치명적이라고 판단되어 일단 술을 끊게 하고 음식을 자연식으로 바꾸었다. 그 결과 채 1개월이 되지 않아 숙면을 하게 됐고, 늘 자신을 괴롭히던 만성피로와 만성두통에서 서서히 벗어날 수 있었다.

15일 정도가 더 지나자 숙면 습관이 완전히 정착되면서 손발이 따뜻해지고 전신의 대사가 정상화되었고 성기능까지 좋아졌다. 반복되던 변비와 설사도 상당히 개선됐다.

3개월이 다 될 즈음 고지혈증약을 완전히 끊을 수 있었다. 그 상태에서도 총 콜레스테롤 210mg/dL, 중성지방 140mg/dL, LDL콜레스테롤 120mg/dL로 정상화되었다. 더 이상 고지혈증약을 복용하지 않아도 몸이 과거와는 다르게 무겁지 않고 컨디션도 많이 좋아졌다.

"식적에서 벗어나 완전히 다른 삶을 살고 있습니다"

바닷가에서 경매업을 하는 백치완 씨(가명 · 남 · 55세)는 40세에 총콜레스테롤 350mg/dL, 중성지방 500mg/dL여서 고지혈증 진단을 받고 약을 복용하기 시작했다.

그는 어렸을 때부터 몸이 무척 약했다고 한다. 소장과 대장이 좋지 않아 어릴 때부터 소화불량으로 고생했고 그럴 때마다 늘 복통과 설사가 동반됐다. 성인이 되어서는 술과 고기를 자주 먹었는데 그래서인지 속은 항상 불편했다. 그 결과 내장비만이 심했으며, 마른비만처럼 배가 많이 나왔다. 어릴 때부터 했던 설사는 더 심해져서 하루에 5~6회씩 설사를 하는 날도 있었다. 이런 일상이 무척이나 고통스러웠다고 한다.

이 외에도 늘 머리가 무거웠고 가끔씩 어지러웠다고 한다. 등과 허리에 있던 통증도 늘 그를 괴롭혔다.

3차원 맥영상 검사 결과

뒤 페이지의 그래프를 보면 정상보다 맥 세기가 크고 맥 깊이 또한 깊다. 순환 건강의 경우 ESV(심장이 수축했을 때 뿜어지는 혈액량)가 약하고 ECRI(혈액 순환 저항)가 평균 범위를 넘어서 있다. 이는 불규칙한 생활습관과 긴장에 따른 것이다. 혈관 건강 그래프에서 맥상(붉은 점선)이 지속적인 상승곡선을 그리는 것으로 보아 심장과 혈관이 건강하지 않다고 판단된다.

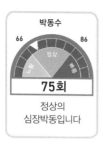
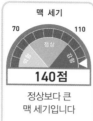
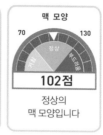
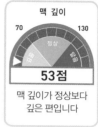

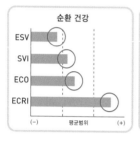
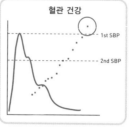
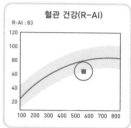

[3차원 맥영상 검사 결과]

주요 치료법

● **한약요법** : 식적을 없애고 소화 기능을 활성화하기 위해 위와 소장, 대장에 도움이 되는 곽향정기산, 평위산, 사군자탕을 처방했다.

● **침 치료** : 위와 소장과 대장을 소통시키기 위해 고지혈증 상통침법으로 비경-소장경, 간경-대장경을 소통시켜 소화 기능을 활성화했다.

● **뜸요법** : 환자를 누여서는 하복부와 중완혈에, 앉혀서는 백회혈과 용천혈에 간접뜸을 시술했다.

● **부항, 매선침, 웅담 사향 약침** : 간·담·비·위의 배수혈, 백회혈, 견정혈, 곡지혈에 일주일에 1회 실시했다.

● **식이요법** : 오전에 청국장과 들기름 섭취하고, 자연식 위주로 식사하고, 혈중

지방의 개선을 위하여 피엔원화이바액을 매일 오전 공복에 복용하게 했다.

● **기타 요법** : 저녁마다 반신욕을 해서 피로를 풀고 휴식을 취하게 했다. 아침 저녁으로 척추경혈운동기로 몸을 단련했다.

치료 경과 및 예후

가장 먼저 음식을 조절할 필요가 있었다. 과식을 삼갔고, 술을 끊고, 음식은 고기 대신 채소 위주의 자연식으로 대체했다.

1개월이 되면서 소화가 편해지기 시작했고, 복부에 가스도 덜 차는 느낌이 었다. 설사도 하루에 2∼3회 정도로 줄어들었다.

2개월이 넘어서면서는 가래가 줄었고, 아침에 상쾌하게 기상할 수 있게 됐다.

4개월째 접어들자 가래가 많이 사라졌고, 두통과 어지럼증이 눈에 띄게 개선되었으며, 몸무게가 정상으로 돌아왔다. 고지혈증약을 끊은 후에도 총콜레스테롤 180mg/dL, 중성지방 150mg/dL를 유지했다.

"냉증, 통증, 근육 약화에서 벗어날 수 있어 무척 행복합니다"

고등학교 교사인 김평선 씨(가명·여·58세)는 수업은 물론 학사 관리, 행정 업무 등을 과도하게 하면서 늘 피로했고, 수면이 불안정하고 깊이 잠들지 못했다. 잠이 들더라도 두세 번씩 깨서 화장실에 가기 일쑤였고 안색도 좋지 않았다. 수족냉증도 있었고 늘 하복부 통증에 시달렸다. 운동을 할 시간도 거의 없어 복부비만이 심했고, 정서적으로도 불안해 부부생활도 만족스럽지 못했으며, 가슴이 답답하고 어지러운 증상을 자주 느꼈다. 최근에는 깜빡깜빡하는 일이 잦아지면서 근무 자체가 불안해졌다.

10년 전 병원 검진을 받았을 때 총콜레스테롤 300mg/dL, LDL콜레스테롤 190mg/dL로 고지혈증 진단을 받아 약을 복용하고 있었다. 하지만 약의 부작용이 꽤 걱정스러울 정도였다. 근육의 힘이 빠져 수업을 정상적으로 수행하기 힘들었고, 무기력함을 느끼기도 했다.

3차원 맥영상 검사 결과

옆 페이지의 그래프를 보면 맥 세기가 작으며, 맥 모양은 약간 거칠다. 또한 맥 깊이가 정상의 경우보다 깊은 편이다. 순환 건강은 안정적이다. 혈관 건강의 경우 심장박동 시 분화구 모양을 나타내고, 1st SBP(심장박동 시 심장의 자체 혈압)와 2nd SBP(심장박동 후 혈관에서 부딪혀 오는 혈압) 사이가 좁아 평상시에도 정신

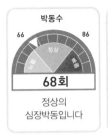
박동수
66   86
정상
노령   활발
68회
정상의
심장박동입니다

맥 세기
70   110
정상
60점
정상보다 작은
맥 세기입니다

맥 모양
70   130
정상
65점
맥 모양이 약간
거친 모양입니다

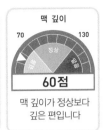
맥 깊이
70   130
정상
60점
맥 깊이가 정상보다
깊은 편입니다

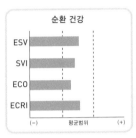
순환 건강
ESV
SVI
ECO
ECRI
(−)   평균범위   (+)

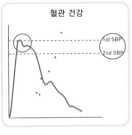
혈관 건강
1st SBP
2nd SBP

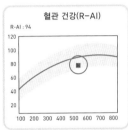
혈관 건강(R−AI)
R−AI : 94
120
100
80
60
40
20
100 200 300 400 500 600 700 800

[3차원 맥영상 검사 결과]

적 긴장과 스트레스가 아주 심함을 알 수 있다. 혈관 건강(R−AI)가 경계선에 있어 혈관 노화를 방지하기 위해 지속적인 관리와 노력이 필요함을 알 수 있다.

주요 치료법

- **한약요법** : 생활의 활력을 되찾기 위해 만성피로를 개선하고 수면의 질을 확보하는 것은 물론 잦은 소변까지 개선할 수 있는 팔미지황탕, 녹용대보탕, 온중탕을 처방했다.
- **침 치료** : 고지혈증 상통침법으로 신경−삼초경, 폐경−방광경을 소통시켜서 신장과 방광 기능을 보강했다.
- **뜸요법** : 환자를 누여서는 하복부의 관원혈에, 앉혀서는 백회혈과 용천혈에

간접뜸 시술을 했다.

- **부항, 매선침, 웅담 사향 약침 :** 삼초·신·대장·소장·방광의 배수혈, 백회혈, 관원혈, 중극혈, 천추혈에 일주일에 1회 실시했다.

- **식이요법 :** 오전에 청국장과 들기름을 먹고 따뜻한 물과 쑥차를 마시고, 채소·과일·발효식품·통곡물 위주의 식사를 하고, 피엔원화이바액을 매일 오전 공복에 복용하게 했다.

- **기타 요법 :** 저녁마다 반신욕을 하고, 척추경혈운동기로 척추를 풀고 숙면을 하게 했다.

치료 경과 및 예후

2주 만에 효과가 나타나기 시작했다. 수면의 질이 조금씩 좋아지면서 일상의 피로감이 줄어들었고, 1개월 정도가 되자 냉증과 복부 통증이 완화되고 얼굴 혈색이 좋아졌다. 2개월이 넘어가자 밤에 숙면을 취할 수 있었고 하복부 냉증과 수족냉증도 거의 사라졌다.

고지혈증약을 중단하자 근육의 힘이 다시 생겼고 일상의 무기력증도 사라졌다. 만성피로감도 거의 사라졌다. 약 복용을 중단한 이후에도 총콜레스테롤 210mg/dL, LDL콜레스테롤 100mg/dL를 유지할 정도로 완전히 정상으로 되돌아왔다.

"약에서 벗어나 사람 사는 것처럼 살고 있습니다"

봉현성 씨(가명 · 남 · 50세)는 성인이 된 후 약 30년간 매일 소주를 마셨다. 중소기업을 운영하기 때문에 늘 만나는 사람이 많았고, 저녁식사 자리에서는 어김없이 고기와 술을 곁들였다. 술의 양이 좀 부족하다 싶으면 집에 와서도 혼자 음주를 이어갔다. 어려서부터 체질적으로 소화 기능이 약하다는 사실은 알았지만, 술의 취기가 주는 즐거움을 포기할 수는 없었다.

10년 전에 고지혈증은 물론 지방간까지 있다는 말을 들었으며, 이후 고지혈증약을 복용해왔다. 술을 마신 다음날 아침에는 늘 몸이 무거웠고 무기력했으며 식욕도 별로 없었다. 어쩌다 음식을 많이 먹으면 소화가 잘되지 않았으며 복부 통증도 자주 느꼈다. 특히 명치 부분이 심하게 아팠다. 입이 자주 마르면서 구역질을 하는 경우도 꽤 있었다. 때로는 안면마비 증상까지 있었다. 총콜레스테롤 290mg/dL, 중성지방 500mg/dL였다.

3차원 맥영상 검사 결과

뒤 페이지의 그래프를 보면 맥의 모양이 약간 거칠고, 맥 깊이가 얕은 편이다. 만성피로와 몸살을 나타내는 맥으로, 심신의 피로가 심하고 혈액이 탁하고 혈관의 탄력이 좋지 않음을 뜻한다. 혈관 건강 그래프는 1st SBP(심장박동 시 심장의 자체 혈압)와 2nd SBP(심장박동 후 혈관에서 부딪혀 오는 혈압)의 간격이 약간 좁은 것으로 보아 긴장도가 높으며, 심장의 기능이 저하되어 있음을 알 수 있다.

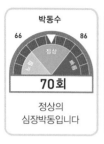
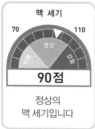
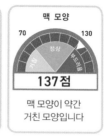
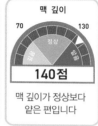

박동수	맥 세기	맥 모양	맥 깊이
70회	90점	137점	140점
정상의 심장박동입니다	정상의 맥 세기입니다	맥 모양이 약간 거친 모양입니다	맥 깊이가 정상보다 얕은 편입니다

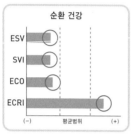
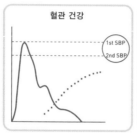
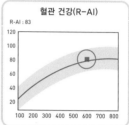

[3차원 맥영상 검사 결과]

주요 치료법

- **한약요법** : 변비와 하복부 가스, 복부비만을 개선하기 위해 대시호탕, 방풍통성산, 평위산, 사군자탕을 가감 처방했다.
- **침 치료** : 고지혈증 상통침법으로 비경−소장경, 심포경−위경, 간경−대장경을 소통시키고, 웅담 사향 약침과 봉독 약침으로 하복부에 자침을 해 하복부의 냉기를 없앴다. 매선침을 병행했다.
- **뜸요법** : 환자를 누여서는 상복부의 중완혈에, 앉혀서는 백회혈과 용천혈에 간접뜸을 시술했다.
- **부항, 매선침, 약침** : 간·담(쓸개)·비장·위 배수혈에 일주일에 1회 실시했다.

- **식이요법** : 술을 끊고 소식하면서 자연식 위주로 식사를 하고, 피가 맑아지는 피엔원화이바액을 매일 2회(아침식사 전과 저녁식사 전) 복용하게 했다.
- **기타 요법** : 저녁마다 반신욕을 해서 피로를 풀고 휴식을 취했다.

치료 경과 및 예후

술을 끊고 치료를 시작하고 열흘 뒤부터는 체하는 증상이 조금 나아졌고, 식욕이 생기고 소화 기능이 좋아지면서 복부 통증이 사라지기 시작했다.

20일이 지나고부터는 배변 문제가 사라지고 복부 통증이 많이 줄어들었으며 입이 덜 마르고 머리가 맑아졌다.

한 달이 지나면서부터는 피로를 덜 느끼고 몸이 가벼워졌으며, 소화 기능이 좋아지고, 배변도 원활해졌다. 때로는 특발성으로 나타나는 안면마비까지 느끼곤 했는데 그 공포에서 벗어났으며, 지금은 고지혈증약을 완전히 끊고 총콜레스테롤 200ml/dL, 중성지방 120mg/dL로 정상이 되었다.

"나를 괴롭히던 냉증에서 벗어나고 인간관계도 좋아졌습니다"

자영업을 하는 조명선 씨(가명 · 여 · 60세)는 10여 년 전에 고지혈증 진단을 받으면서 약을 복용하기 시작했다. 당시 체온은 35℃로 상당히 낮은 편이었으며, 손발과 복부에 냉증이 있었다. 그 때문에 여름철에도 에어컨은 물론이고 선풍기 바람도 쐬지 못했다.

원기가 왕성하지 못해 소화불량이 심한 편이었다. 성격도 예민해서 주변 사람들의 반응에 매우 민감했고 인간관계에서도 스트레스를 많이 받았다. 나름대로 식이요법과 운동을 꾸준히 했지만 원하는 만큼의 효과를 얻지 못해 건강관리에 대한 실망감이 큰 상태였다. 총콜레스테롤 380mg/dL 이상이었고, 중성지방 200mg/dL로 수치상 고위험 상태였다.

3차원 맥영상 검사 결과

옆 페이지의 그래프를 보면 심장박동 수와 맥 세기가 약하고, 맥 모양이 약간 거칠며, 맥이 깊은 편이다. ESV(심장이 수축했을 때 뿜어지는 혈액량)는 약하고, ECRI(혈액 순환 저항)는 높다. 혈액 순환이 잘되지 않으며, 혈액과 혈관이 건강하지 않은 상태다.

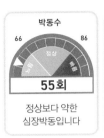

박동수

66 86

정상

노약

빠름

55회

정상보다 약한
심장박동입니다

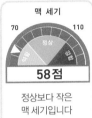

맥 세기

70 110

정상

약함

강함

58점

정상보다 작은
맥 세기입니다

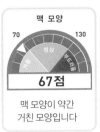

맥 모양

70 130

정상

부드러움

거침

67점

맥 모양이 약간
거친 모양입니다

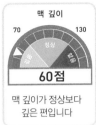

맥 깊이

70 130

정상

얕음

깊음

60점

맥 깊이가 정상보다
깊은 편입니다

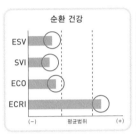

순환 건강

ESV
SVI
ECO
ECRI

(−) 평균범위 (+)

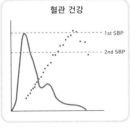

혈관 건강

1st SBP

2nd SBP

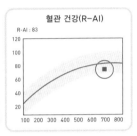

혈관 건강(R-AI)

R-AI : 83

120
100
80
60
40
20

100 200 300 400 500 600 700 800

[3차원 맥영상 검사 결과]

주요 치료법

- **한약요법**: 저체온증과 복부 냉증을 개선하기 위해 이중탕, 보중익기탕, 사육탕을 가미한 처방을 했다.

- **침 치료**: 고지혈증 상통침법으로 신경–삼초경, 심경–담경을 소통시키고 웅담 사향 약침과 매선침 치료를 병행했다.

- **뜸요법**: 환자를 누여서는 하복부의 관원혈에, 앉혀서는 백회혈과 용천혈에 간접뜸을 시술했다.

- **부항, 매선침, 약침**: 간·담·비장·위의 배수혈에 일주일에 1회 실시했다.

- **식이요법**: 자연식을 하고, 피가 맑아지는 피엔원화이바액을 매일 3회(아침, 점심, 저녁 식전 공복에) 복용하게 했다.

● **기타 요법** : 아침저녁으로 반신욕을 해 체온 관리에 힘썼다.

본격적으로 치료한 지 1개월이 채 되지 않아 체온이 36℃로 상승했고, 고지혈증약을 반으로 줄일 수 있었다.

2개월 후에는 약을 완전히 끊을 수 있었으며, 냉증이 사라졌고, 몸에 활력이 차오르기 시작했다. 자연스레 여름에는 선풍기나 에어컨 바람도 두렵지 않게 됐고, 소화 기능 문제도 사라졌다. 몸이 편안해지니 외부 자극에 무던해져서 대인관계도 활발해졌다. 총콜레스테롤 205mg/dL, 중성지방 130mg/dL로 정상이 되었다.

경혈과 근육을 자극하는 '척추경혈운동법'

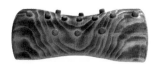

척추경혈운동기

척추경혈운동은 척추와 척추 경혈을 자극하여 전신의 기혈을 순환시켜 중추신경, 말초신경을 조율하는 운동이다. 척추경혈운동기는 목·등·허리 경혈과 근육을 자극하는 기구로, 특장점은 다음과 같다.

- 경혈과 근육을 자극하고 두드리는 간단한 운동이지만 효과가 빠르다.
- 부작용이 거의 없고 집에서 편안하게 수시로 할 수 있다.
- 경혈과 근육을 풀어주니 피로가 빨리 회복된다.
- 긴장을 완화시켜줘 숙면이 가능하고 배변이 좋아진다.
- 체온이 높아져 혈액 내의 노폐물이 제거되고, 땀으로 독소가 배출되는 것을 돕는다.

목 운동

현대인은 과도한 스트레스, 만성피로, 오랜 의자 생활로 목이 경직되고 경혈이 막혀 있다. 목과 등의 근육이 경직되고 경혈이 막히면 뇌혈관에 문제가 생겨 뇌경색이나 뇌출혈, 혈관성 치매 등의 질환이 생긴다. 목이 경직되어 잘 움직여지지 않으면 뇌의 노화가 빨리 진행되니, 뇌가 노화되기 전에 목과 등의 승모근을 풀고 13개의 경혈을 소통시켜야 한다.

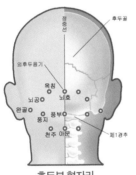

후두부 혈자리

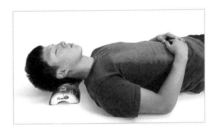

● ● 방법 _1회에 5분

사진과 같이 후두부 혈자리를 중심으로 척추경혈운동기를 베고 전후좌우로 머리를 움직이면 13개의 경혈이 소통되고 근육의 경결도 풀린다. 마른 사람이나 목의 경결로 심하게 아픈 사람은 완충덮개(수건)를 척추경혈운동기에 덮고 해도 된다. 운동 시간은 1회에 5분 정도가 좋다.

등과 어깨 운동

예전에는 등을 밟아주거나 어깨를 주물러주는 것을 효도의 상징으로 여겼다. 중년을 지나면 노화현상으로 어깨 결림, 항강통이나 등이 굽어지는 증상이 발생한다. 과도한 스트레스와 과로, 수면 부족, 과식, 운동 부족, 자세 불량 등으로 증상이 있다면 등의 광배근과 14개의 경혈을 소통시켜줘야 한다.

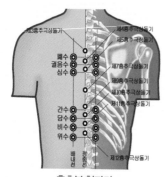 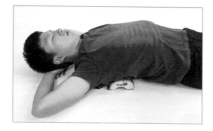

흉추부 혈자리

●● 방법 _1회에 5분

사진과 같이 흉추부 혈자리를 중심으로 척추경혈운동기를 깔고 눕는다. 등은 부위가 넓으니 14개의 경혈을 두 번에 나누어서 자극한다. 첫 번째는 폐수, 궐음수, 심수를 중심으로, 두 번째는 간수, 담수, 비수, 위수를 중심으로 자극한다. 등이 아프면 두꺼운 옷을 입거나 완충덮개를 사용하는 것이 좋다. 운동 시간은 1회에 5분 정도가 적당하다.

허리 운동

인간은 직립보행을 하므로 목과 허리에 무리가 생길 수밖에 없다. 나이가 들면 특히 엉덩이의 근육이 줄어들고 허벅지가 가늘어지면서 하반신은 점점 더 약해진다. 허리는 다리와 함께 비교적 일찍 노화되기 쉬운 부분이다. 허리에 통증이 있거나 자고 나서 허리가 불편하면 허리의 경혈이 막혔거나 굳어졌음을 의미한다. 그럴 땐 허리의 척추기립근과 허리의 24개의 경혈을 소통시켜줘야 한다.

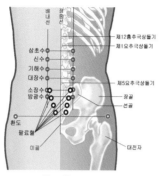

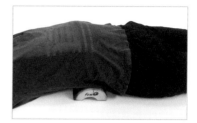

요추부 혈자리

●● **방법** _1회에 5분

위의 사진과 같이 요추부 혈자리를 중심으로 척추경혈운동기를 깔고 눕는다. 허리도 범위가 넓어서 24개의 경혈을 두 번에 나누어서 자극한다. 첫 번째는 삼초수·신수·기해수·대장수·소장수·방광수를 중심으로, 두 번째는 팔요혈과 환도혈을 중심으로 자극한다. 환도혈은 허리를 옆으로 틀어서 자극하면 더 좋다. 운동 시간은 1회에 5분 정도가 적당하다.

※ 목 · 등 · 허리 운동의 마무리 자세

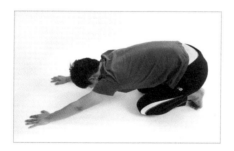

위의 3가지 운동이 끝난 후 일어날 때는 급하게 일어나지 말고(전신의 경혈과 근육이 이완되어 있으므로) 엎드려서 30초간 고양이자세로 스트레칭을 하고 어깨, 등, 허리 순서로 천천히 일어나야 무리가 없고 효과가 좋다.

02

'한의학으로 치료한다'는 건
어떤 의미일까?

한의학이든 서양의학이든 목표는 하나다. 건강한 사람은 건강을 유지하게 하고, 아픈 사람은 아픈 원인을 찾아 치료하는 것이다. 그러나 이 목표를 찾아가는 길은 완전히 다르다. 서양의학은 객관적인 진단과 질병에 대한 규정, 검사 수치 분석, 수술과 약물 등으로 치료하는 반면, 한의학은 인체의 균형과 조화를 꾀하며 생명이 자체적으로 가지고 있는 자연치유력과 면역력을 증진함으로써 몸을 건강한 상태로 되돌리려고 한다.

서양의학과 한의학의 장단점이 분명하기 때문에 최근 수년간 서로의 장점을 흡수하려는 노력을 많이 해왔다. 어떤 면에서는 "서양의학도 좋고 한의학도 좋은 거 아냐?"라고 말할 수 있겠지만 각각의 치료 접근법에 대해 더 세심하게 들여다보면 어떤 치료법이 더 부작용이 적고 더 건강한 방법인지 알 수 있다.

보다 근본적인 치료법은 무엇일까?

서양의학에서 고지혈증을 다룰 때는 혈액 속에 존재하는 콜레스테롤, LDL콜레스테롤, 중성지방 등의 수치에 집중한다. 이 수치들이 기준 범위에서 조금만 벗어나면 '고지혈증'이라고 진단하고, 화학적으로 합성된 고지혈증약을 통해서 수치를 조절하려고 한다. 물론 의사가 운동을 권하고 식이요법에 대해 조언도 하지만, 운동과 식이요법을 철저하게 이어가기가 어렵다는 이유로 "평생 약을 먹으며 고지혈증을 관리하라"고 말하는 것이 일반적이다. 물론 이런 방법이 도움이 될 때도 있다. 몸의 상태를 '정상'이나 '비정상'으로 판단하기 위한 기준점이 필요하고 그것에 근거해 질병을 진단하고 치료해야 하기 때문이다.

하지만 한의학은 검사 수치보다는 환자가 직접 호소하거나 느끼는 증상을 우선으로 질병 여부를 파악하고 침과 뜸, 식이요법, 그리고 자연이 만든 탕약으로 치료한다. 한의학에서 가장 중요하게 여기는 것은 '인체의 균형과 조화를 되살리는 방법'을 통해서 증상을 다스리는 것이다. 특히 환자의 생활습관을 파악하여 증상이나 질병의 근본 원인을 찾아 그에 맞는 해결책을 제시한다. 이를 보여주는 상징적인 사례가 《동의보감》〈내경편〉에 실린 '기는 가만히 있으면 막힌다(氣逸則滯)'는 내용이다.

한가하고 편안한 사람은 대개 운동을 하지 않으며 배불리 먹고 앉아 있거나 잠을 자기 때문에 경락이 잘 통하지 않고 혈맥(血脈)이 응체(凝滯)되어 그렇게(나른해지는 병) 되는 것이다. 그러므로 귀인의 얼굴은 즐거운 듯하나 마음은 괴롭고, 때 없이 성생활을 하며, 꺼려야 할 것을 지키지 않는다. 영양분이 많은 음식만 먹고 잠만 잘 것이 아니라 항상 몹시 피곤하지 않을 정도로 일을 해야 한다. (중략) 비유하면, 흐르는 물은 썩지 않으며 여닫는 문지방은 좀먹지 않는 것과 같다.

현대인은 거의 귀인과 같은 생활을 하니 질병이 많이 생긴다.

평생 약물에 의존할 것인가? 스스로 질병에서 탈출할 것인가?

위의 내용이 의미하는 바는 두 가지다. 첫째는, 생활습관이 모든 질병의 근원이며 이를 바로잡으면 건강도 좋아진다는 사실이다. 둘째는, 서양의학과는 근본적으로 다른 고지혈증 치료법을 제시하는 것인데, 섭취한 만큼 활발하게 몸을 움직이고 칼로리를 충분히 소비해서 체내에 어혈과 담음과 식적이 생길 가능성 자체를 차단하라는 것이다. 플러스(+) 된 만큼 마이너스(-)를 하면 다시 원래 상태로 되돌아온다는 원리다.

실제로 칼로리가 높은 식품, 가공식품, 패스트푸드, 술과 담배를 줄이고 몸을 활발하게 움직이면 건강은 대부분 되돌아온다. 물론 중증일 때는 다양한 치료를 통해 증상을 완화하는 방법이 효과적이지만, 중증이 아니라면 스스로 노력해서 고칠 수 있다.

이 부분에서 서양의학과 한의학의 차이점이 드러난다. 고지혈증의 경우, 서양의학은 약물을 투입해 총콜레스테롤과 LDL콜레스테롤, 중성지방 수치를 낮추지만 약물부작용을 남기고 평생 약물에 의존하게 만든다. 게다가 화학적으로 합성된 약물이 고지혈증을 낫게 한다는 보장도 없다.

반면 한의학은 전신의 기혈 순환을 다시 활성화해서 근본적으로 건강을 되찾게 하기 때문에 부작용이 없다. 그리고 한의학 치료법은 남녀노소 가릴 것 없이 누구에게나 해당되는 방법이다. 결과적으로 서양의학과 한의학의 차이는 '지속적으로 약물을 먹으면서 병원에 의존할 것인가, 아니면 습관 개선을 통해 몸을 완전히 변화시켜서 스스로 질병에서 탈출할 것인가?'라고 할 수 있다.

서양의학과 한의학 중에서 어느 치료법이 더 우리 몸에 도움이 될까? 고지혈증의 경우 한의학 치료법은 단순히 고지혈증에서 벗어나는 방법이 아닌, 거의 모든 질병에 대한 방어력을 갖추는 것에 초점이 맞춰져 있다. 혈액 순환이 잘되고, 신진대사가 활발해지고, 평소 먹는 습관이 완전히 바뀌면 고지혈증을 비롯해 심장질환, 암, 당뇨병, 고혈압, 치매 등 거의 모든 만성질환으로부터 자유로울 수 있다. 그러나 약물에 의존해서 증상을 관리할 경우에는 고지혈증이 있으면 고지혈증약을 먹어야 하고, 심장질환이 있으면 심장약을 먹어야 하고, 당뇨병이 생기면 당뇨약을 먹어야 하고, 고혈압이 있다면 혈압약을 먹어야 한다. 질병이 추가될 때마다 약물이 추가되고, 그 약물을 감당하기 위해서 위를 보호하는 약, 간을 보호하는 약, 신장 기능을 보조하는 약 등을 추가로 먹어야 하니 약물 수가 점점 늘어난다. 한마디로 '약의 노예'가 되는 것이다.

무엇보다 우리 몸이 독으로 인식하는 화학약물은 부작용이 심각하다. 그중에서도 고지혈증약은 수많은 부작용을 일으키며, 이는 환자의 삶의 질을 최악의 상태로 치닫게 할 수 있다.

한의학 치료법의 경우 치료 효과가 더딜 수는 있어도 부작용은 거의 생기지 않는다. 치료 과정에서 환자의 몸을 상하게 하거나 다른 질병을 유발하는 요인은 거의 없다. 물론 서양의학은 분초를 다투며 생명이 위태로운 응급한 순간이나 외과적인 수술 분야에서 탁월하지만, 습관으로 만들어지는 각종 만성질환에는 한의학이 좀 더 근본적이고 건강한 치료법임이 분명하다.

03
체온을 높여 치료하는
뜸요법

평소 우리는 체온을 올리기 위한 노력을 별도로 하지 않아도 일상에 지장을 받지 않는다. 그 이유는 뇌 시상하부에서 알아서 체온을 조절해주기 때문이다. 그러나 이 기능에 문제가 생겨서 체온이 35℃ 이하로 떨어지거나 38℃ 이상으로 올라가면 우리 몸은 즉시 타격을 입는다. 즉 판단력이 저하되고, 구토·설사·오한을 겪게 되며, 심하면 의식을 잃거나 신체적 장애라는 후유증을 얻는다.

체온 조절이 일상적으로 되지 않으면 암, 당뇨병, 고혈압, 골다공증 등 다양한 질병에 걸릴 수도 있다. 정상 체온에서 1℃만 낮아져도 면역력은 35% 이상 떨어지고 기초대사율은 10% 이상 낮아진다. 또 신진대사에 관여하는 효소의 능력 역시 절반으로 떨어진다. 한의학 치료는 체온의 중요성을 깊이 인식하고, 뜸을 통해 이러한 저체온의 문제를 해결하고 몸을 회복시킨다.

뜸은 만성적인 질환의 치료에 더 적합

체내의 기혈 순환에 문제가 생기면 담음, 어혈, 식적이 발생한다고 했다. 기혈 순환을 방해하는 결정적인 요소가 냉기와 저체온이다. 따라서 고지혈증이 있다면 가장 먼저 냉기를 없애고 체온을 정상 체온으로 올려야 한다.

한의학에는 '일침이구삼약(一針二灸三藥)'이라는 말이 있다. 첫 번째로 침을 사용하고, 두 번째로 뜸을 사용하고, 세 번째로 탕약을 사용하라는 뜻이다. 이 세 가지 방법 사이에 우열이 있다는 의미는 아니고, 증상에 맞게 이 방법들을 적절하게 활용하라는 의미다. 냉기를 없애고 체온을 조절하는 가장 효율적인 방법은 뜸이다. 경혈 부위에 직간접적으로 열을 가하기 때문에 빠르게 냉기를 없애고 체온을 상승시켜준다. 그 결과 기혈 순환이 정상적으로 돌아오고 면역력이 향상되는 데 크게 기여한다. 따라서 체온 저하로 인한 고지혈증 치료에도 도움이 된다.

뜸요법은 치료가 다소 어려운 냉증 질환이나 만성질환에 효과적으로 사용될 수 있다. 《황제내경》에는 '침요법이 적합하지 않은 질병에는 쑥뜸요법을 시행하면 좋은 효과를 볼 수 있다'고 강조되어 있다. 중국에서 지난 50년간 발표된 논문에 의하면, 뜸은 총 360여 가지 질환에 효과가 있는 것으로 나타났다. 특히 면역력을 상승시켜 피로를 개선하는 효과가 뛰어나고, 만성적인 질환의 치료에 좋다.

뜸을 뜨는 방법은 크게 두 가지다. '직접뜸'과 '간접뜸'이다. 직접뜸은 다소 강한 열로 피부에 직접적으로 강한 자극을 주는 방법이다. 화상이 생길 수 있기 때문에 응급 상황에 사용하는 것이 좋다. 간접뜸은 상대적으로 낮은 온도로 뭉근하게 피부에 간접적으로 약한 자극을 주는 방법이다. 만성질환 예방에 좋고, 고지혈증 치료에 많은 도움이 된다. 하지만 간접뜸은 한 가지 단점이 있다. 오랜 시간 열을 가하다 보니 뜸의 크기가 커야 하고, 뜸을 뜨는 도중에 냄새와 연기가 발생해서 가정에서 하기에는 불편할 수 있다. 또 자칫 열 조절을 잘못하면 예기치 못하게 화상을 입을 수 있다.

이러한 단점을 해소한 방법이 바로 대한경락진단학회와 별뜸연구소가 협력해 개발한 '별뜸'이다. 뜸의 단점과 불편함을 한꺼번에 해소하면서 그 효과를 극대화한 방법이다. 별뜸은 인체의 각 부위에 안전하고 효율적으로 뜸을 뜰 수 있는 것은 물론 체내의 깊숙한 곳까지 열을 전달한다는 특징이 있다.

뜸자리는 고지혈증의 원인에 따라서 달라진다. 즉 담음으로 인한 고지혈증인가, 어혈이나 식적에 의한 고지혈증인가에 따라 뜸을 뜨는 부위가 다르다. 대부분의 고지혈증 환자들은 하복부가 찬 편이다. 따라서 우선 하복부에 뜸을 떠서 따뜻하게 하고, 증상별·유형별로 별도의 뜸을 뜨는 것이 좋다.

원인별 뜸자리

담음 _ 배 상부 · 하부, 등 상부

담음으로 인한 고지혈증은 심장과 폐가 약해진 상태에서 화나 열이 작용해 생기기 때문에 심장과 폐의 기능을 강화하기 위해서 배 상부·하부, 등 상부를

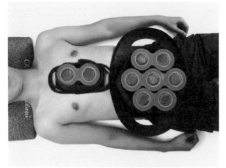
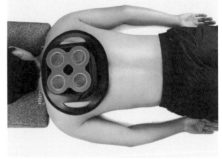

별뜸으로 배의 상부와 하부에 뜸을 뜨는 장면   별뜸으로 등의 상부에 뜸을 뜨는 장면

뜸으로 치료한다. 또 정신적인 스트레스를 많이 받았을 경우에는 가슴 부위의 기혈 순환이 막히는 경우가 많기 때문에 흉부의 전중혈·거궐혈, 머리의 백회혈, 등의 상부인 대추혈·심수혈·폐수혈·궐음수혈, 손의 노궁혈·소부혈, 발의 용천혈에 뜸을 떠서 기혈이 잘 순환되게 하고 상부의 열을 내려주어야 한다. 심장의 열을 떨어뜨리면 더불어 기혈 순환이 개선되어 자연적으로 고지혈증이 완화된다. 독소도 함께 제거해주어야 하는데, 심수혈·폐수혈·궐음수혈에 간접뜸을 하면 독소가 제거되어 고지혈증 치료에도 도움이 된다.

식적 _배 중부 · 하부, 등 중부

배의 상부가 차다면 음식을 무절제하게 섭취해서 식적이 생겨 기혈 순환이 막혀 있을 가능성이 높다. 비장, 위, 대장, 소장이 약해져 있는 상태에서는 음식을 섭취해도 영양분이 제대로 흡수되지 못하고, 계속해서 음식을 먹으려고 하는 경우가 있다. 이럴 때는 비장·위·소장·대장의 기능을 강화하고, 배의 중부·하부, 등 중부를 뜸으로 치료한다. 경혈로는 배 중부·하부의 중완혈·하완

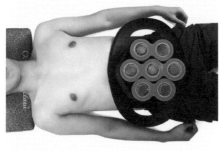

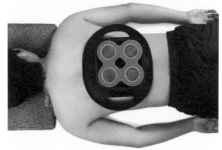

별뜸으로 배의 하부에 뜸을 뜨는 장면   별뜸으로 등의 중부에 뜸을 뜨는 장면

혈, 머리의 백회혈, 등 중부의 비수혈·위수혈에 간접뜸을 하면 기혈이 전신으로 순환하고 고지혈증 치료에도 도움이 된다.

어혈 _ 배 하부, 등 하부

배의 하부가 차다면 어혈로 인해 기혈 순환이 막혀 있을 가능성이 높다. 신장과 방광, 명문 등의 기능을 강화하고 열을 가하면 어혈이 풀어질 수 있다. 이를 위해 배 하부의 관원혈·기해혈, 머리의 백회혈, 등 하부의 삼초수혈·신수

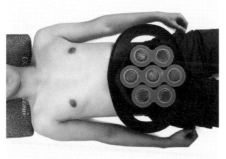

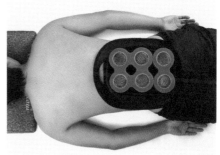

별뜸으로 배의 하부에 뜸을 뜨는 장면   별뜸으로 등의 하부에 뜸을 뜨는 장면

혈·방광수혈·명문혈에 뜸을 뜨면 어혈이 풀리면서 기혈이 순환하여 고지혈증 치료에 도움이 된다.

정상 체온으로 올리는 생활습관

체온은 뜸을 통해서도 올릴 수 있지만, 평소 체온을 올리는 습관을 실천하면 기혈 순환이 활성화되면서 면역력이 높아진다.

수분을 충분히 섭취하기

수분을 섭취하면 체온이 내려갈 것 같지만 수분을 충분히 섭취하면 신진대사가 활성화되어 체온이 정상으로 회복되는 것은 물론, 체내 노폐물을 몸밖으로 배출해서 저체온이 예방된다. 단, 찬물 섭취는 삼간다.

숙면하기

신진대사가 원활해야 체온이 유지되는데, 숙면이 중요한 역할을 한다. 충분한 숙면은 하루 동안 노화된 세포를 재생하고 노폐물을 배출해 자연스럽게 혈액 순환이 원활해져 체온을 올린다.

꼭꼭 씹어서 먹기

식습관이 체온과도 밀접하게 연관되어 있다는 걸 아는가. 음식을 30회씩 씹어 먹으면 턱관절이 활발하게 움직이면서 얼굴 전체에 열이 발생하고, 이 열이 전신으로 확산되어서 체온이 상승한다. 30회씩 씹는 것이 어렵다면 일단 음식을 한 숟가락 입에 넣은 뒤 숟가락을 내려놓고 씹는 것에 집중하면 도움이 된다.

체온을 올리는 음식 먹기

체온을 올리는 음식으로 마늘, 부추, 계피, 생강이 대표적이다. 마늘의 알리신 성분이 체온을 올리고, 생강은 진저롤 성분이 있어 몸 안의 냉기를 빼고 체온을 올려준다. 계피의 시나몬 성분은 혈액 순환을 촉진해 체온을 올려준다. 특히 수족냉증이나 소화장애가 있을 경우 도움이 된다. 부추는 《동의보감》에서 '몸을 따뜻하게 하므로 복통이 있거나 수족냉증이 있을 때 즙을 내어 먹으라'고 권할 정도로 체온 상승에 효과가 좋다. 반면 기름기가 많은 음식, 패스트푸드, 지나치게 짜거나 단 음식은 체온을 떨어뜨린다.

운동하기

운동을 하면 기초대사량이 좋아지고 혈액 순환이 개선되어 체온 유지에 도움이 된다. 땀이 나고 숨이 약간 찰 정도로 운동하는 것이 좋고, 근력 운동을 같이 하면 근육량이 증가하면서 기초대사량이 높아져 체온 상승에 더욱 좋다.

하루 30분 햇빛 쐬기

아침이나 낮 시간에 햇빛을 피부에 직접 쐬면 비타민D가 생성되면서 면역력이 높아지고, 혈액 순환이 좋아지면서 신진대사가 원활해져 체온이 상승한다.

04

고지혈증 치료에 도움이 되는
주요 경혈점들

백회혈 _ 뇌의 각성과 전신의 기혈을 활성화

정수리 부위에 있는 백회혈은 '모든 경락이 모이는 곳'이며, 인체 전반을 조율한다. 기공을 수련하는 사람들은 백회혈을 열고 기운을 소통시키는 데 심혈을 기울인다.

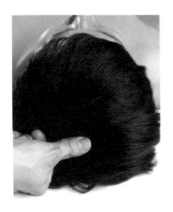

- 효과 : 머리가 맑아지고, 정신이 안정되며, 전신의 혈액 순환이 촉진된다.
- 위치 : 인체의 정중선과 두 귀를 연결하는 선이 교차하는 부위
- 개선 : 담음, 식적, 어혈

대추혈 _ 면역력 강화로 인한 심·폐 기능 개선

대추혈은 양기가 넘치고 인체의 면역력을 높여주는 곳으로, 종양의 생성을 억제하고 심·폐 기능도 개선한다. 대추혈에 노폐물이 쌓이면 머리와 팔, 몸의 아래쪽으로 내려가는 기혈 순환이 막혀 담음과 어혈이 생길 수 있다.

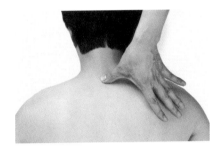

- 효과 : 담음과 어혈이 개선되고, 고지혈증 치료에 효과적이다.
- 위치 : 고개를 앞으로 숙였을 때 제일 많이 튀어나오는 목뼈 지점
- 개선 : 담음, 어혈

견정혈 _ 담과 울혈, 오십견의 완화

어깨 부위에 있는 우물과 같다는 뜻에서 '견정혈'이라는 이름이 붙었다. 어깨 부분의 뭉침을 풀어주고 혈액 순환이 잘되게 한다. 따라서 어깨 부위가 결리거나 통증이 있다면 견정혈을 자주 눌러주는 것이 도움이 된다.

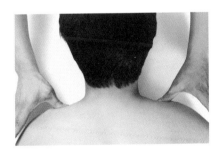

- 효과 : 경락을 소통시키고 기 순환을 다스린다.
- 위치 : 손으로 반대편 어깨를 감쌀 때 닿는 지점
- 개선 : 담음, 식적

전중혈 _ 가슴의 답답함과 스트레스로 인한 통증을 완화

스트레스로 인한 통증이 있으면 전중혈 부위에 통증을 느낄 수 있다. 통증이 심할 때에는 강하게 자극하지 말고 지그시 풀어준다는 느낌으로 눌러주면 좋다.

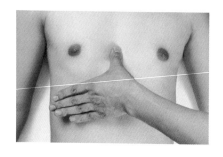

- 효과 : 호흡계와 소화기계, 순환계의 기능이 조절되고 가슴의 답답함이 완화된다.
- 위치 : 좌우 유두를 연결한 선의 한가운데 지점
- 개선 : 담음, 어혈

거궐혈 _ 심장의 열을 내려 심신을 안정

맑은 기가 상승하고 탁한 기가 아래로 내려가는 요충지이다. 따라서 이곳을 자극하면 기혈 순환이 원활해지고 몸과 마음이 편안해진다.

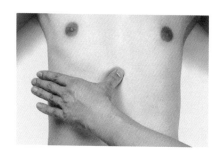

- 효과 : 심장 기능과 심혈관의 순환을 활성화하고, 심장의 열을 떨어뜨리고, 호흡도 편안해진다.
- 위치 : 배의 가운데 선에서 배꼽 위로 6촌(약 18cm) 되는 지점
- 개선 : 담음, 어혈

노궁혈 _ 심장의 열을 내려 정신적인 스트레스를 해소

심장의 기능을 조절해서 정신을 안정시키고 맑게 하며, 정신적인 스트레스나 흥분을 억제한다. 소화가 잘되지 않을 때 지압을 해주어도 좋다.

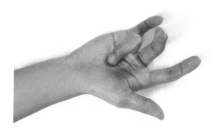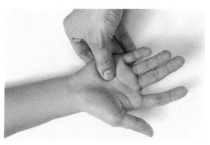

- 효과 : 가슴 통증, 소화불량, 구토감을 해소하고 과도한 긴장을 풀어준다.
- 위치 : 가볍게 주먹을 쥐었을 때 네 번째 손가락이 닿는 지점
- 개선 : 식적, 어혈

족삼리혈 _ 비장과 위의 기능을 활성화하여 면역력 상승

300여 개가 넘는 혈자리 중에서 가장 많이 활용되는 곳이다. '무병장수의 혈자리'라고 불릴 정도다. 140년 넘게 장수한 것으로 알려진 당나라 초기의 명의 손사막은 족삼리를 자주 자극하면 체질이 개선된다고 했다.

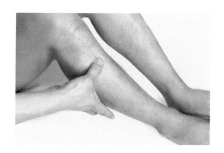

- 효과 : 비장과 위를 튼튼히 하고 신장을 보강한다. 호흡기질환, 생리통, 고혈압과 저혈압에도 도움이 된다.
- 위치 : 경골(脛骨. 정강뼈) 외측에서 엄지손가락 가로 폭만큼의 거리 지점
- 개선 : 담음, 식적

중완혈 _ 위의 기능을 개선하고 소화 기능을 활성화

오장육부의 기가 모이는 혈자리이다. 위와 관련이 깊기 때문에 위와 관련된 각종 질환의 개선에 도움이 된다. 특히 속이 쓰릴 때, 구토가 나올 때 도움이 된다.

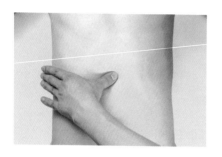

- 효과 : 위염, 위궤양, 위하수증, 급성 장경색, 위통, 구토, 헛배 부름과 설사, 변비, 소화불량을 완화한다.
- 위치 : 복부 한가운데 선에서 배꼽 위 4촌(약 12cm) 되는 지점
- 개선 : 식적, 어혈

용천혈 _ 활발한 기혈 순환으로 피로 해소와 원기 회복

전신의 기운, 신경, 그리고 혈액이 모이는 곳이다. 정신이 맑아지고 원기를 북돋워 마음이 편안해진다. 또 기혈을 활발하게 해주어 활기를 느낄 수 있다. 이곳에 침을 놓으면 죽은 사람도 살아난다는 강력한 혈자리이다.

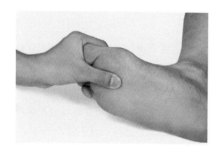

- 효과 : 불면증, 초조, 불안 해소에 좋고, 피로 해소, 냉증 제거, 신장 기능 활성에 도움이 된다.
- 위치 : 발바닥 중심선 앞에서 3분의 1 부위, 제 2·3중족골 사이 지점
- 개선 : 담음, 어혈

명문혈 _ 신장의 기능을 개선하여 지구력과 체력 강화

'생명의 문'이라는 의미이며 타고난 원기를 주관하는 혈자리이다. 이곳을 자극하면 신장 기능이 좋아지고 지구력과 체력을 강화할 수 있다. 허리와 무릎도 튼튼해진다.

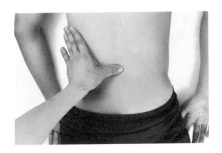

- 효과 : 요통, 척추염, 좌골신경통, 발기 불능, 대하, 생리통, 자궁내막염, 여성 생식기 관련 질병 치료에 좋다.
- 위치 : 배꼽의 정반대편 아래허리 쪽에 위치한 지점
- 개선 : 담음, 어혈

관원혈 _ 생식기의 기능 증강과 신장의 기능을 보강

생식기와도 연결되어 있어 남성의 경우 원기와 정력 증강에 관여하고, 여성의 경우에는 자궁질환과 관련이 있다. 신장의 기를 배양하고 양기를 돋워준다.

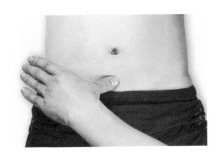

- 효과 : 배의 하부가 냉하거나 원기가 약해서 생기는 변비, 설사 등의 증상을 없애고 생식기 및 비뇨기의 기능을 활성화한다. 또한 가슴의 답답함을 풀어주고, 전신의 기혈 생성을 개선한다.
- 위치 : 배꼽 아래로 3촌(약 9cm) 정도 떨어진 지점
- 개선 : 담음, 어혈

곡지혈 _ 대장의 기능을 강화하고 노화로 생긴 다양한 증상들을 완화

대장의 기능과 관련된 자리이다. 이곳을 자극하면 변비 해소에 좋고, 소화를 촉진시키고 트림을 나오게 만든다. 뇌 건강에도 좋고, 중풍으로 인한 다양한 신경성 질환에도 도움이 된다.

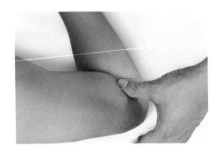

- 효과 : 복통, 구토, 설사, 고열, 빈혈, 반신불수, 알레르기질환, 구안와사를 완화하고, 특히 급체에 효과가 좋다.
- 위치 : 손바닥을 가슴에 대고 팔꿈치를 구부렸을 때 팔꿈치 가로무늬 주름의 바깥쪽 끝 지점
- 개선 : 식적, 담음

05

기혈의 순환을 돕는
고지혈증 상통침법

한의원에서 가장 많이 하는 치료 중 하나가 침요법이다. 가느다란 침이지만 대단히 근사한 효과가 나타난다. 이러한 치료 효과 덕분에 침은 수많은 질병에 활용되어왔으며, 고지혈증에 관해서는 이완된 근육과 신경을 수축시켜 기혈의 흐름을 소통시키고 혈액 순환을 개선함으로써 치료를 돕는다.

필자는 사계절의 변화를 참고해 환자의 증상을 살피고, 그 유형의 원인을 파악한 뒤 기혈 순환을 돕는 고지혈증 전문 침법인 '고지혈증 상통(相通)침법'을 시술하고 있다. 이 침법은 이제까지 많은 고지혈증 환자들의 증상 완화에 도움이 되었으며, 다양한 한의학적 치료법과 병행하면 더 확실한 효과를 볼 수 있다.

하버드대학교에서도 인정한 침요법

침요법은 이미 외국에서도 인정을 받고 있다. 2017년 한의학연구원과 미국 하버드대학교 의대가 손목터널증후군 환자 79명을 대상으로 8주간 시술한 결과 손목터널증후군에 침 치료가 효과가 있다는 사실이 밝혀졌다. 특히 이 연구는 뇌 영상기술을 접목해 이 같은 과학적 진실을 처음으로 규명했다는 점에 의의가 있다. 미국 하버드대학교 의대 비탈리 교수는 "만성통증 환자를 상대로 한 MRI 연구 결과 뇌가 침 효과를 전달하는 중요한 장기라는 흥미로운 사실을 발견했다"고 말했다. 이 연구 결과는 신경학 분야의 권위적 학술지인 〈브레인〉 온라인판에도 게재됐다.

뿐만 아니라 이제까지의 수많은 연구 결과에 의하면 침 치료는 진통 완화, 염증 억제, 내분비계 조절, 자율신경계 조절, 면역 기능 강화에 실질적인 효과가 있는 것으로 밝혀졌다.

고지혈증에 도움이 되는 상통침법은 사계절의 변화는 물론, 환자의 유형을 살펴 기혈 순환을 개선하는 치료법이다. 사람의 기혈 순환은 안과 밖, 위와 아래, 좌와 우로 잘 소통되어야 한다. 여기에서 보통 위와 아래의 소통을 원활히 하는 승강운동은 고혈압의 침법에 많이 활용되고, 나가고 들어오는 상통운동은 고지혈증 침법에 많이 활용된다.

상통(相通)이란 말 그대로 서로 잘 통하게 하는 것으로 어혈, 담음, 식적 등으로 인해서 정체되어 있는 기혈을 원활히 순환시킴으로써 고지혈증 치료에 탁월한 효과를 발휘한다. 고지혈증 상통침법은 고지혈증의 유형과 성별, 맥과 증상, 체질을 종합적으로 감안해서 총 6가지 침법으로 구분된다.

담음 상통침법

담음으로 인한 고지혈증을 치료하기 위해서는 상체, 머리, 어깨의 기혈이 잘 순환되도록 해야 한다. 폐경-방광경 상통침법과 심경-담경 상통침법으로 치료하면 상부의 열기를 없애 장기와 경락이 활성화되어 담음 치료에 도움이 된다.

성별과 시간에 따른 폐경-방광경 상통침법의 예

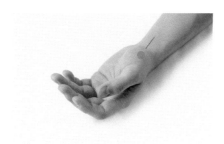 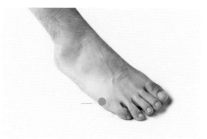

남성-오전 상통침법 (왼손바닥 - 오른발)

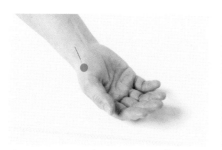 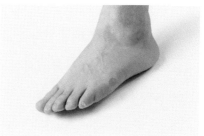

여성-오전 상통침법 (오른손바닥 - 왼발)

성별과 시간에 따른 심경-담경 상통침법의 예

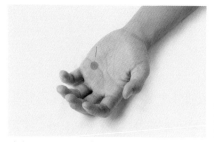
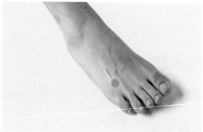

남성-오전 상통침법 (왼손바닥 - 오른발)

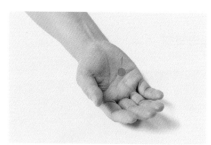
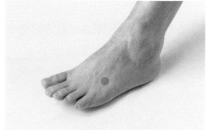

여성-오전 상통침법 (오른손바닥 - 왼발)

식적 상통침법

식적으로 인한 고지혈증을 치료하기 위해서는 소화기관의 중부와 하복부의 기혈이 잘 순환되도록 해야 한다. 심포경-위경 상통침법과 비경-소장경 상통침법으로 치료하면 중복부의 기혈이 소통되어 장기와 경락이 활성화되고 식적 치료에 도움이 된다.

성별과 시간에 따른 심포경 – 위경 상통침법의 예

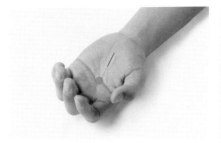
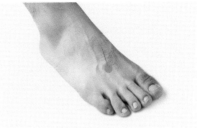

남성 – 오전 상통침법 (왼손바닥 – 오른발)

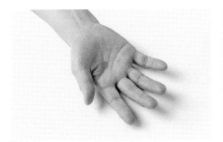
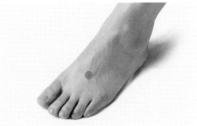

여성 – 오전 상통침법 (오른손바닥 – 왼발)

성별과 시간에 따른 비경 – 소장경 상통침법의 예

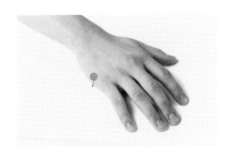
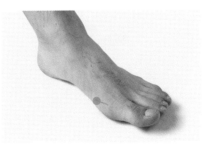

남성 – 오전 상통침법 (오른손등 – 왼발)

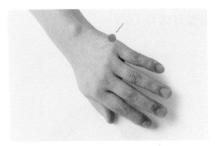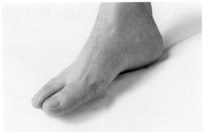

여성–오전 상통침법 (왼손등 – 오른발)

어혈 상통침법

어혈로 인한 고지혈증을 치료하기 위해서는 하체, 다리의 기혈이 잘 순환되도록 해야 한다. 신경–삼초경 상통침법과 간경–대장경 상통침법으로 치료하면 하복부의 냉기를 없애고 장기와 경락이 활성화되어 어혈 치료에 도움이 된다.

성별과 시간에 따른 신경–삼초경 상통침법의 예

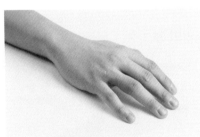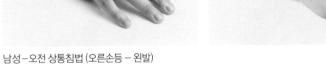

남성–오전 상통침법 (오른손등 – 왼발)

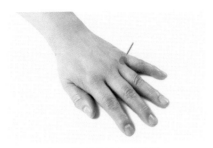
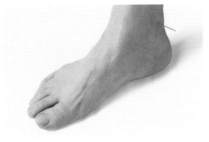

여성-오전 상통침법 (왼손등 - 오른발)

성별과 시간에 따른 간경 – 대장경 상통침법의 예

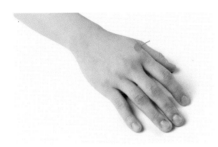
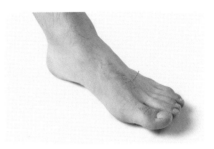

남성-오전 상통침법 (오른손등 - 왼발)

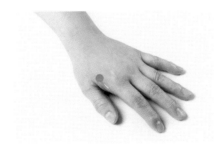
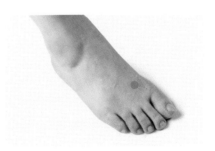

여성-오전 상통침법 (왼손등 - 오른발)

이 상통침법을 성별과 시간으로 구분해 정리하면 다음과 같다.

	오전	오후	상통침법
남성	✓	△	• 왼손바닥 – 오른발 바깥쪽 3군데 상통침법 • 오른손등 – 왼발 안쪽 3군데 상통침법
여성	△	✓	• 오른손바닥 – 왼발 바깥쪽 3군데 상통침법 • 왼손등 – 오른발 안쪽 3군데 상통침법

침 치료는 생활습관과 식이요법, 뜸, 한약 처방, 부항, 매선침, 약침 등의 요법과 함께 시행한다. 보통 8주에서 12주 정도 치료하면 정체되어 있던 어혈과 담음이 해소되고 식적이 사라져 혈액 순환이 개선되어 근본적으로 치유되는 경우가 많다.

플러스+인포

고지혈증 원인별
부항, 약침, 매선침 요법

상통침법과 부항, 약침, 매선침을 함께 시술하면 고지혈증 치료 효과가 더 좋아진다.

매선침은 직접 경험해보지 않으면 생소할 수 있다. 매선(埋線)이란 '실을 묻는다'는 의미이다. 침에 단백질로 만들어진 약실을 넣어서 치료 부위에 놓으면 침은 빠지고 약실이 남아 몸에 꾸준한 효능을 발휘한다. 물론 이 실은 시간이 흐르면서 자연스럽게 녹아 사라진다.

약침요법도 비슷하다. 일반 침이 아니라 한약을 결합해서 경혈을 자극하는 방법이다.

부항은 작은 항아리같이 생긴 부항기를 피부에 부착해서 혈액 순환을 유도하고 혈관을 막고 있는 어혈, 찌꺼기 등을 제거하는 방법이다. 일반적으로 플라스틱 부항컵을 사용하지만, 사용 목적에 따라 유리 부항컵이나 도자기 부항컵을 사용하기도 한다.

이 세 가지 방법은 담음, 식적, 어혈을 개선하므로 고지혈증 치료에 유용하게 활용될 수 있다.

원인별 자극 부위

고지혈증으로 인해 기혈의 흐름이 막히면 그 부분에 통증이 생기거나, 관련 있는 경락이나 장기에 이상이 생긴다. 담음이라면 주로 상부에, 식적은 중부에, 어혈은 주로 하부에 그 원인이 있다. 따라서 이상이 발생한 부위에 부항, 매선침, 약침으로 자극하면 막힌 곳이 개선되면서 기혈의 흐름이 왕성해진다. 또 독소가 제거되고 혈액 순환이 좋아지면서 장기나 경락의 흐름이 활성화되어 고지혈증이 한결 개선된다.

각 원인별 치료법은 다음과 같다.

- **담음 :** 등 상부의 폐수·궐음수(심포수)·심수 ➜ 등 상부에 부항, 매선침, 약침으로 자극하면 심장과 폐의 기혈이 잘 통해 담음에 좋다. 폐수는 3흉추, 궐음수는 4흉추, 심수는 5흉추 아래에서 양쪽으로 1.5촌(약 4cm) 부위에 위치한다.

- **식적 :** 등 중부의 간수·담수·비수·위수 ➜ 등 중부에 부항, 매선침, 약침으로 자극하면 간, 담(쓸개), 비장, 위의 기혈이 잘 통해 식적에 좋다. 간수는 9흉추, 담수는 10흉추, 비수는 11흉추, 위수는 12흉추 양쪽으로 1.5촌(약 4cm) 부위에 위치한다.

- **어혈 :** 등 하부의 삼초수·신수·대장수·소장수·방광수 ➜ 등 하부에 부항, 매선침, 약침으로 자극하면 삼초, 신장, 대장, 소장, 방광의 기혈이 잘 통해 어혈에 좋다. 삼초수는 1요추, 신수는 2요추, 대장수는 4요추, 소장수는 1천골, 방광수는 2천골 아래에서 양쪽으로 1.5촌(약 4cm) 부위에 위치한다.

자연치유력을 높이는 것이 완전한 회복입니다

대부분의 사람들은 어떤 종류든 질병을 겪으며 살아갑니다. 살면서 질병을 피할 방법은 없으니 우리는 질병을 '어떤 방법'으로 다스릴지를 고민해야 합니다. 그런데 건강하게 살고 싶은 바람과는 다르게 현실은 상당수의 약물을 장기 복용하면서 다양한 부작용으로 고통스럽게 살고 있습니다. 약물에 의존하기 때문입니다.

오히려 약물부작용으로 고통받는 사람들

우리나라는 전 세계에서 약물을 가장 많이 복용하는 나라입니다. 2021년 국민건강보험공단에서 제출받은 자료에 따르면, 10개 이상의 약물을 복용하는 사람이 무려 113만 명에 달하는 것으로 나타났습니다. 이는 전 세계적으로 비교할 수 없을 만큼 높은 수준입니다. OECD가 공개한 '3개월 이상 5가지 이상의 약물을 만성적으로 복용하는 75세 이상의 환자 비율'에 따르면, 7개국의 평균은 48.3%이지만 우리나라는 70.2%로 가장 높습니다.

문제는 이러한 약물들이 다양한 부작용을 일으킨다는 점입니다. 우리나라의 경우 65세 이상의 고령자의 경우 5가지 이상의 약물을 3개월 이상 복용하는 사람이 4가지 이하의 약물을 복용하는 사람보다 입원 위험성은 18%, 사망 위험성은 25%로 더 높습니다. 미국질병통제예방센터(CDC)와 미국의학원(IOM) 등의 자료를 종합해보면, 한 해 동안 약물의 과다 복용으로 질병이 악화되거나 사망한 환자는 매년 10만 명에서 15만 명에 이릅니다. 이는 미국에만 한정된 이야기가 아닙니다. 우리나라도 미국의 사정과 비슷하거나 더 심각할 것입니다. 서양의학의 약물은 질병으로 고통받는 사람들에게 치료 효과를 주기도 하지만, 다양한 부작용으로 인한 고통도 줍니다.

그런데 어떤 약물을 복용하느냐에 따라 정반대의 결과가 나타난 경우도 있습니다. 이러한 일은 쿠바라는 먼 나라에서 일어났습니다. 쿠바는 경제력이 낮은 나라이지만 국민들의 평균 수명은 79.4세로, 세계에서 가장 부유한 나라인 미국의 79.8세와 거의 맞먹습니다. 100세 이상의 인구는 100만 명당 346명으로, 이 역시 OECD 회원국 중 가장 많은 프랑스의 364명하고도 비슷합니다. 쿠바인들이 원래부터 건강 체질이거나, 생활습관 또는 식이요법이 특별한 것일까요?

쿠바의 이런 결과는 그리 오래되지 않은 근래의 결과로, 과거에는 지금과는 완전히 달랐습니다. 과거의 쿠바는 건강 빈민국으로 불렸습니다. 1990년대만 해도 미국이 모든 교역을 봉쇄했기 때문에 의약품은 언감생심이고 식량도 부족하였습니다. 국민들의 평균 수명은 낮았고 아이들의 사망률은 높았습니다. 전형적인 의료 후진국이었습니다. 거기다가 심근경색 등 심혈관질환 발병률도 매우 높았습니다. 하지만 어느 순간부터 상황이 반전되었습니다. 정부에서 체계화된 건강 및 의료 제도를 제공하자 서서히 국민건강이 향상됐습니다.

특히 '삐삐지(PPG)'라는 천연 약물을 무상으로 공급하면서 상황은 완전히 달라졌습니다. 당시 쿠바인들의 콜레스테롤 수치는 매우 높았고 그 영향으로 뇌졸중·고지혈증·고혈압 등 각종 혈관 질환으로 고통을 받았지만 삐삐지가 공급되면서 1992년 이후로 쿠바인들의 콜레스테롤 수치는 낮아지고, 혈관 노화가 더뎌졌으며, 혈관 질환 유병율도 감소하기 시작했습니다. 그리고 지금은 세계 최고의 장수국가로 거듭나게 되었습니다. 이는 삐삐지의 역할이었습니다. 삐삐지는 사탕수수 표면에서 추출한 폴리코사놀로 만들어진 천연 약물로, 부작용이 전혀 없고 장복을 해도 다양한 부작용에 시달리지도 않습니다.

우리는 이러한 사실을 통해 약물이라고 해서 다 같은 약물이 아니라는 것을 알 수 있습니다. 실험실에서 만든 화학약물은 부작용으로 사람을 고통에 이르게 하지만, 천연물질로 만들어진 약물은 거의 부작용 없이 질병을 낫게 합니다.

삐삐지처럼 자연이 주는 선물로 다양한 질병을 극복하는 의학이 있으니, 바로 한의학입니다. 산과 들, 숲속에서 자라는 천연물로 탕약을 만들고, 침과 뜸으로 경혈을 자극해 몸을 회복하고, 운동과 식이요법·생활습관의 변화를 통해서 고지혈증을 비롯한 고혈압, 당뇨병, 치매, 암을 낫게 합니다. 그러나 여전히 많은 사람들이 화학약물에 의존하는 길을 가고 있어 안타깝습니다.

약물 없이 고지혈증을 극복하는 것이 건강의 길

이 책은 많은 의사들이 심각하게 경고하는 고지혈증이라는 질병을 화학약물 없이 극복하는 방법들을 제시했습니다. 어쩌면 다수의 독자들이 "정말 그게 가능한가요?"라고 반문할지 모릅니다. 의사들이 평생 먹어야 한다고 강조하는 고지혈증약을 먹지 않아도 될까 의구심이 생길 것입니다. 하지만 수천 년의 역사를 가지고 더욱 정교하게 발전한 한의학 치료에 대해서는 의구심을 가지지 않아도 됩니다. 한의학은 인체의 자연치유력과 면역력, 항상성을 활용하기 때문에 어떤 인위적인 치료법보다 효과가 더 좋으며, 부작용 없이 고지혈증에서 벗어나게 돕습니다.

고지혈증은 한의학으로 이겨낼 수 있는 수많은 질병 중 극히 일부입니다. 암도 이겨낼 수 있는 원리를 담고 있는 한의학에게 고지혈증은 비교적 쉽고 간단한 질병이기도 합니다. 따라서 약 없이 고지혈증을 극복하는 것은 그리 어려운 일이 아닙니다.

필자는 서양의학이 만들어온 성과를 무시하지 않습니다. 한의학과 서양의학이 융합하면 더 좋은 치료가 가능하다고 생각합니다. 서양의학의 응급 치료나 외과적 수술은 존중을 받아 마땅합니다. 그러나 고혈압, 당뇨병, 고지혈증, 치매, 암 등 만성질환의 치료법에서는 개선되어야 할 부분이 많습니다.

이러한 문제점을 근본적으로 타개하는 방법은 우선 통합적 관점으로 인체와 질병을 이해하고, 모든 질병은 스스로의 노력으로 극복 가능하다는 사실을 자각해야 합니다. 우리의 몸을 치료하는 방법은 자신에게 있다는 사실을 깨달아야 합니다. 그리고 의학의 도움을 받아 자연치유력을 살리고 질병의 근본 원인을 제거하여 건강을 회복하는 것이 좋습니다.

마음과 육체는 하나입니다. 많은 환자들이 질병을 검사 수치에 매여 미리 완치를 포기하는 경우가 많습니다. 마음에서 포기하면 육체의 회복은 더욱 어려워집니다. 마음에서 포기하다 보니 근본 치료를 하기보다는 당장의 수치나 고통을 줄이기 위해 화학약물에 의존하게 됩니다. 화학약물에 의존할수록 질병에 대한 면역력과 저항력이 점차 약해집니다.

어떤 질병이든 어떤 증상이든 누구나 스스로 치료할 수 있는 힘이 있습니다. 인체가 가지고 태어난 자연치유력 덕분입니다. 모든 검사 수치는 참고 사항일 뿐이므로 병명이나 검사 수치에 매여서 무조건 따를 필요는 없습니다.

이 책이 모든 고지혈증 환자들에게 정신적인 힘이 되어서 육체적인 활력을 찾길 바랍니다. 그리고 '내 몸의 자연치유력'으로 고지혈증을 극복해낼 수 있기를 간절히 기도합니다.

_ 선재광

고지혈증에
효과 있는
36가지 약재와 처방

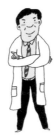

1. 갈근

진액 생성, 열을 내리고 혈액을 맑게 해 고지혈증을 개선

갈근은 '칡'의 다른 이름이다. 《동의보감》에서는 술 때문에 생긴 질병이나 갈증에 갈근이 매우 좋다고 설명하고 있다. 위장의 열을 내려주고, 위장에 탈이 났을 때 사용하면 효과가 있다. 콜레스테롤 수치를 낮추고, 혈액의 흐름에 도움을 준다. 다만 여성호르몬과 유사한 성분이 들어 있기 때문에 남성이 과도하게 섭취하는 것은 좋지 않고, 성질이 차기 때문에 냉한 체질은 자주 섭취해서는 안 된다.

- **기미** : 맛은 달면서 약간 쓰고, 성질은 평이하다. 비경과 위경으로 들어간다.
- **효능** : 열을 내리고, 땀을 내며, 갈증을 해소한다. 진액을 생성하여 고지혈증, 당뇨병으로 인한 갈증, 고혈압, 관상동맥경화증에 좋다.
- **약리작용** : 심근의 활동량 증가, 혈압 강하, 심근의 대사 활성 증가, 혈관 확장, 혈액 순환 개선, 혈소판 응집 억제, 고지혈증 완화, 혈전 형성 억제, 관상동맥경화증과 심근경색, 부정맥에 유효
- **고지혈증 처방** : 갈근 12g, 단삼 15g, 산사 12g, 천궁 12g, 홍화 6g, 도인 6g, 유향 4g, 몰약 4g을 물 1,000ml에 넣고 중간 불로 달이다가 끓으면 약한 불로 줄여서 10분 정도 우린다. 100ml씩 매일 아침과 저녁 식후에 복용한다.

2. 강황

어혈 제거, 기의 흐름 개선으로 고지혈증을 개선

강황에 함유된 커큐민은 항산화제로서 체내 염증을 없애주는 효과가 있으며, 세균이나 바이러스에 강한 힘을 발휘한다. 또 정상적인 세포에는 독성 없이 암세포만 스스로 죽도록 유도한다. 손상된 뇌세포를 치료하는 성분도 들어 있다. 과음한 다음날 겪게 되는 두통, 갈증, 구토와 같은 증상에도 좋은 효과를 발휘한다. 면역력이 약해지는 겨울철에 유용하다.

- **기미** : 맛은 맵고, 쓰고, 성질은 온화하다. 비경과 간경으로 들어간다.
- **효능** : 어혈을 제거하고, 기를 잘 소통시켜서 월경통을 완화하며, 어혈성의 흉복부 동통, 월경 폐색, 산후 복통 등에 효력이 있다.

- **약리작용** : 항염, 항산화, 간 보호, 심근의 혈류량 증가, 고지혈증 억제, 혈소판 응집 억제, 면역 증강, 관상동맥경화증 · 협심증 완화
- **고지혈증 처방** : 강황 15g, 아출 15g, 황정 10g, 옥죽 10g, 대황 8g, 산사 8g, 석창포 6g, 시호 6g을 물 1,000ml에 넣고 중간 불로 달이다가 끓으면 약한 불로 줄여서 10분 정도 우린다. 100ml씩 매일 아침과 저녁 식후에 복용한다.

---

3. 결명자

간 기능을 개선하고 간의 열을 내려 고지혈증을 개선

결명(決明)이라는 이름 자체가 '눈을 맑게 한다'는 의미를 가지고 있을 정도로 눈 건강에 좋은 씨앗류 한약재다. 카로틴 성분이 함유되어 있어 시신경을 강화하고 녹내장, 야맹증, 백내장 등의 개선에 도움을 준다. 또 소변을 원활하게 해서 간을 맑게 하며 변비에도 효과가 있다. 장기간 복용하면 고혈압에도 좋은 효과를 보인다. 다만 저혈압 환자에게는 해가 될 수 있다.

- **기미** : 맛은 쓰고 달고 짜며, 성질은 약간 차다. 간경, 신경, 대장경으로 들어간다.
- **효능** : 간 기능을 개선하고 안구 충혈, 동통, 시력 감퇴에 좋으며 녹내장, 결막염, 두통, 어지럼증, 소변불리, 변비에 좋다.
- **약리작용** : 고지혈증 완화, 항균 기능, 수축기와 이완기 혈압 강하, 혈소판 응집 억제, 면역 기능 증진, 간 기능 개선과 간 기능 보호
- **고지혈증 처방** : 산사 20g, 결명자 15g, 단삼 15g을 물 1,000ml에 넣고 중간 불로 달이다가 끓으면 약한 불로 줄여서 10분 정도 우린다. 100ml씩 매일 아침과 저녁 식후에 복용한다.

---

4. 곤포(다시마)

간 기능 개선과 어혈 제거로 고지혈증을 개선

만성질환을 예방하는 성분이 다수 들어 있다. 그중에서도 섬유질인 알긴산은 장에서 콜레스테롤, 염분 등과 결합해 함께 배출되어 콜레스테롤 수치와 혈압을 내리는 효과가 탁월하다. 혈전을 예방해서 고혈압과 동맥경화를 직간접적으로 예방한다.

아이오딘(요오드)이 많이 들어 있어 갑상샘 질환을 예방할 수 있다.

- **기미 :** 맛은 짜고, 성질은 차다. 간경, 위경, 신경으로 들어간다.
- **효능 :** 가래를 없애고, 이뇨 및 소염 작용을 한다. 갑상샘종, 결핵성 임파선염, 식도암, 부종에 좋다.
- **약리작용 :** 고지혈증 개선, 갑상샘 기능 개선, 가래 · 기침 · 천식 개선, 면역 기능 촉진, 혈당 및 혈압 강하
- **고지혈증 처방 :** 곤포 12g, 반하 8g, 진피 8g, 복령 6g, 죽엽 6g을 물 1,000ml에 넣고 중간 불로 달이다가 끓으면 약한 불로 줄여서 10분 정도 우린다. 100ml씩 매일 아침과 저녁 식후에 복용한다.

5. 구기자

간과 신장 기능 강화, 진액 생성으로 고지혈증을 개선

한의학의 보약류 처방에 많이 들어가는 약재 중 하나가 구기자다. 만성피로를 풀어주고 몸에 활력을 준다. 항노화 식품이자 하수오, 인삼과 더불어 '세계 3대 명약'으로 꼽힌다. 장기간 먹으면 더위와 추위에 강해지고 장수할 수 있다고 전해진다. 간세포를 재생하고 혈액 순환이 원활해지도록 돕기 때문에 고지혈증 치료에 도움이 된다. 성기능장애 개선에도 효과가 있다.

- **기미 :** 맛은 달고, 성질은 평이하다. 간경, 신경, 폐경으로 들어간다.
- **효능 :** 간 보호, 신장 기능 개선, 간과 신장의 허약으로 인한 어지럼증 개선, 시력 감퇴 예방, 허리와 무릎 근골 강화, 전신 기력의 보강에 좋다.
- **약리작용 :** 고지혈증 개선, 지방간 억제, 조혈 기능 촉진, 면역 조절 작용, 면역 증강, 항노화, 항암, 혈당 강하, 혈압 강하, 간 보호, 백혈구 상승
- **고지혈증 처방 :** 구기자 15g, 상엽(뽕나무 잎) 12g, 국화 12g, 숙지황 12g, 산약 8g, 산수유 8g, 목단피 4g, 택사 4g을 물 1,000ml에 넣고 중간 불로 달이다가 끓으면 약한 불로 줄여서 10분 정도 우린다. 100ml씩 매일 아침과 저녁 식후에 복용한다.

6. 구판(거북 등 껍질)

면역력 강화, 보혈작용에 유용, 고지혈증 개선

건강식품으로는 거의 쓰이지 않지만 한의학에서는 약성을 인정해 오래 전부터 활용해왔다. 신장에 작용해서 음기를 보강하는 효능이 큰 약재로 알려져 있다. 특히 보혈작용에 주목해야 한다. 어혈을 흩어지게 하는 효능이 있기 때문에 고지혈증 환자에게 도움이 될 수 있다. 또 식은땀을 흘리면서 몸이 허한 사람들의 면역력을 높여준다. 과잉 섭취는 권하지 않으며, 임산부에게는 사용하지 않는다.

- **기미** : 맛은 짜고 달며, 성질은 약간 차다. 간경, 신경, 심경으로 들어간다.
- **효능** : 자음 · 보신 · 보심 · 안신 작용을 하므로 식은땀, 어지럼증, 연약한 근골, 연약한 허리와 무릎에 도움을 주며 심신 불안, 불면, 건망에 좋다.
- **약리작용** : 고지혈증 개선, 죽상동맥경화증 개선, 면역 개선, 보혈, 지혈, 항산화, 항암 및 항노화
- **고지혈증 처방** : 구판 10g, 모려 10g, 우슬 10g, 작약 10g, 별갑 8g, 지모 4g, 황백 4g을 물 1,000ml에 넣고 중간 불로 달이다가 끓으면 약한 불로 줄여서 10분 정도 우린다. 100ml씩 매일 아침과 저녁 식후에 복용한다.

7. 단삼

혈액 순환 개선과 어혈 제거로 고지혈증을 개선

인삼과 겉모양이 비슷한 단삼은 《본초강목》에서 그 효능이 산삼에 버금간다고 설명하고 있다. '탄시논'이라는 성분이 혈전을 없애고 혈액 순환을 원활하게 만들어주는 것은 물론 혈관의 노화를 예방하는 것으로 알려져 있다. 실험 결과 혈액 내 중성지방 생성을 30% 정도나 억제함으로써 고혈압, 고지혈증에 좋은 효능을 발휘한다. 다만 혈액의 응고를 억제하는 효능이 있으니 과잉 섭취해서는 안 된다.

- **기미** : 맛은 쓰고, 성질은 약간 차다. 심경, 심포경, 간경으로 들어간다.
- **효능** : 혈액 순환 개선, 어혈 제거, 월경통 개선, 정신 안정, 소염 작용, 산후 어혈과 산후 복통 개선에 효과적이다. 가슴 답답, 불안, 불면에도 좋다.
- **약리작용** : 고지혈증 및 죽상동맥경화증 억제, 항혈전, 혈소판 응집 억제, 심장과 뇌의 혈액 순환 개

선, 혈관 확장 작용, 관상동맥 혈류량 증가, 심장 부위 통증 개선, 심근허혈 개선, 뇌허혈 순환 개선

● **고지혈증 처방** : 단삼 12g, 천궁 10g, 산사 10g, 향부자 5g, 목향 4g, 사인 4g을 물 1,000ml에 넣고 중간 불로 달이다가 끓으면 약한 불로 줄여서 10분 정도 우린다. 100ml씩 매일 아침과 저녁 식후에 복용한다.

8. 당귀

보혈작용, 혈액 순환 개선, 어혈 제거로 고지혈증을 개선

'여성을 위한 묘약'이라고 불리는 당귀는 냉증, 산후 회복, 월경불순 등 각종 여성질환에 탁월한 효과를 발휘한다. 하지만 여성에게만 좋은 것은 아니다. 예부터 '전쟁터에 나간 남성이 당귀를 먹고 기력을 회복해 집으로 돌아온다'는 말이 있을 정도로 남성에게도 좋은 효과를 발휘한다. 보혈작용으로 혈액 순환을 원활히 하고, 고지혈증 개선에 효과가 있다.

● **기미** : 맛은 달고 맵고 쓰고, 성질은 온화하다. 간경, 심경, 비경으로 들어간다.

● **효능** : 빈혈 개선과 보혈에 좋다. 혈액 순환 개선으로 안색 창백, 혈액 순환장애, 동통, 월경불순, 월경통, 월경폐색, 자궁출혈을 개선한다. 변비와 건망 · 우울증에도 좋다.

● **약리작용** : 고지혈증 개선, 동맥경화증 개선, 혈소판 응집 억제, 조혈, 항산화, 면역 증강, 간 기능 개선, 노인성 변비 치료, 다한증 치료, 부정맥 개선, 정력 감퇴 완화

● **고지혈증 처방** : 당귀 6g, 천궁 6g, 백작약 6g, 숙지황 6g, 향부자 4g, 도인 2g, 홍화 2g, 단삼 2g을 물 1,000ml에 넣고 중간 불로 달이다가 끓으면 약한 불로 줄여서 10분 정도 우린다. 100ml씩 매일 아침과 저녁 식후에 복용한다.

9. 대산(마늘)

체온을 상승시켜 어혈을 제거하고 고지혈증을 개선

한국인의 식생활과 매우 친근한 마늘의 약재명이 '대산'이다. 해독성이 매우 강하고, 육류와 곡식을 잘 소화시켜서 뭉친 것을 풀어준다. 영국에서는 '3월에는 부추, 5월에는 마늘을 먹으면 남은 한 해 동안 의사가 할 일이 없다'는 말이 있을 정도다.

특히 어혈을 녹이고 혈액의 점도를 낮춰서 동맥경화, 고혈압, 고지혈증 개선에 많은 도움을 준다. 장기간 꾸준히 복용하면 복부 지방을 줄이고 혈중 콜레스테롤이 낮아진다.

- **기미 :** 맛은 맵고, 성질은 온화하다. 비경, 위경, 폐경, 대장경으로 들어간다.
- **효능 :** 비 · 위장을 따뜻하게 하고, 해독 및 살충 효과가 있으며, 복통 · 냉통 · 이질 · 설사 · 폐결핵 · 감기 · 음부소양 · 인후마비에 좋다.
- **약리작용 :** 고지혈증 개선, 죽상동맥경화증 개선, 혈소판 응집 억제, 혈전 용해, 간 보호, 면역 기능 개선, 항균, 항바이러스, 혈압 강하, 복부 냉증과 동통 제거
- **고지혈증 처방 :** 대산 20g, 작약 10g, 백출 10g, 복령 4g, 목향 2g, 감초 2g을 물 1,000ml에 넣고 중간 불로 달이다가 끓으면 약한 불로 줄여서 10분 정도 우린다. 100ml씩 매일 아침과 저녁 식후에 복용한다.

---

10. 대황

지방을 분해하고 어혈을 제거하여 고지혈증을 개선

《동의보감》에는 '장군풀'로 기록되어 있다. 종기, 부스럼에 효능을 발휘하고, 막힌 곳을 뚫는 기세가 마치 장군 같다고 해서 붙여진 이름이다. 콜레스테롤 수치를 낮추고, 중성지방을 줄이고, 항균 작용이 뛰어나다. 과잉 섭취하면 설사를 할 수 있으며 소화기가 약한 사람, 임산부는 주의해야 한다.

- **기미 :** 맛은 쓰고, 성질은 차다. 위경, 대장경, 간경, 비경으로 들어간다.
- **효능 :** 열을 내리고, 어혈을 제거하며, 해독 작용을 한다. 변비, 황달, 이질, 부종, 복부창만, 소변불리, 안구충혈, 인후염, 산후 어혈, 복통, 복부 종양 제거에 좋다.
- **약리작용 :** 고지혈증 개선, 담즙 분비 촉진, 항종양, 혈액 응고 시간 단축, 혈류 속도 개선, 이뇨 작용, 간 손상 방어, 위십이지장궤양 억제
- **고지혈증 처방 :** 대황 4g, 창출 8g, 산사 8g, 신곡 8g, 맥아 8g, 지각 4g을 물 1,000ml에 넣고 중간 불로 달이다기 끓으면 약한 불로 줄여서 10분 정도 우린다. 100ml씩 매일 아침과 저녁 식후에 복용한다.

11. 만삼

소화 기능을 개선하고 어혈을 제거하여 고지혈증을 개선

만삼은 인삼의 일종으로, 예부터 '만삼을 캐면 누구에게도 주지 않고 가족이 함께 먹는다'는 말이 있을 정도로 귀한 약재로 인정받았다. 인삼에 부작용이 있는 사람은 만삼으로 인삼과 같은 효능을 얻을 수 있다고 전해진다. 혈압을 내리고, 혈액 순환을 원활하게 하며, 강장작용을 하고, 면역 기능을 높인다. 소화력을 높이고 신진대사를 증가시키는 것으로도 알려져 있다.

- **기미** : 맛은 달고, 성질은 평이하다. 비경, 폐경으로 들어간다.
- **효능** : 위를 건강하게 하고, 기력을 늘리며, 진액 생성을 촉진한다. 비위 허약, 소화불량, 식욕부진, 묽은 변, 만성 기침, 가래, 천식, 식은땀, 기운과 혈액 부족 등의 증상을 개선한다.
- **약리작용** : 고지혈증 개선, 조혈 기능 촉진, 심장 기능 보호, 혈당 상승 개선, 위산 증가 억제, 뇌 기능 개선, 기억력 개선, 면역 기능 개선, 항산화, 항노화, 강장작용
- **고지혈증 처방** : 만삼 20g, 옥죽 15g, 산사 15g, 맥문동 10g, 오미자 8g을 물 1,000ml에 넣고 중간 불로 달이다가 끓으면 약한 불로 줄여서 10분 정도 우린다. 100ml씩 매일 아침과 저녁 식후에 복용한다.

12. 맥아

소화 기능을 개선하고 혈액을 맑게 해 고지혈증을 개선

맥주의 재료가 되는 맥아에는 쌀의 3배에 달하는 섬유질이 함유되어 있어 콜레스테롤 수치를 낮추고 혈당 상승을 억제한다. 변비, 대장암에도 좋은 효능이 있다. 페놀 성분은 항산화 작용도 한다. 소화를 원활하게 해주는 기능이 강하기 때문에 식체, 구토, 설사에 자주 사용한다.

- **기미** : 맛은 달고, 성질은 평이하다. 비경, 위경으로 들어간다.
- **효능** : 소화불량, 비위 허약, 식욕부진, 소화장애, 복부창만, 구토, 설사, 아토피피부염, 건선에 좋다.
- **약리작용** : 고지혈증 개선, 급·만성 간염 치료, 소화 기능 개선, 혈당 강하, 산후 유방염 개선, 간 질환으로 인한 복창을 개선

- **고지혈증 처방 :** 맥아 20g, 산사 20g, 사인 10g, 백출 10g을 물 1,000ml에 넣고 중간 불로 달이다가 끓으면 약한 불로 줄여서 10분 정도 우린다. 100ml씩 매일 아침과 저녁 식후에 복용한다.

13. 몰약

혈액 순환 개선, 어혈 제거, 통증 개선으로 고지혈증을 개선

아기 예수가 태어나자 동방박사가 선물을 했는데 그중에 몰약이 포함되어 있다. 이는 꽤 오래 전부터 몰약이 귀중한 약재로 대접받아왔음을 알게 해준다. 특히 향수, 화장품의 원료로 사용되었기 때문에 과거 중동이나 유럽 지역에서는 귀한 대접을 받았다. 어혈 제거에 탁월한 효과가 있으며, 혈액 순환을 개선해 통증을 가라앉히고, 소염 및 진통 효과가 있다.

- **기미 :** 맛은 쓰고, 성질은 평이하다. 심경, 간경, 비경으로 들어간다.
- **효능 :** 혈액 순환을 개선하며, 모든 어혈성 증상에 유효하고, 흉복부의 어혈 동통, 월경통, 월경불순, 안구충혈에 좋고, 피부 종기와 관절염 개선에도 좋다.
- **약리작용 :** 고지혈증 개선, 관상동맥 경화성 통증 호전, 월경통 개선, 혈소판 응집 억제, 항궤양, 항혈전, 혈압 강하, 항염, 해열, 진통, 항균
- **고지혈증 처방 :** 몰약 10g, 당귀 8g, 현호색 8g, 향부자 6g, 오령지 4g, 유향 4g을 물 1,000ml에 넣고 중간 불로 달이다가 끓으면 약한 불로 줄여서 10분 정도 우린다. 100ml씩 매일 아침과 저녁 식후에 복용한다.

14. 백강잠

간 기능 개선, 노폐물 제거로 고지혈증을 개선

백강잠은 누에가 흰가루병(백강병균)에 걸려 굳어서 죽은 것을 말린 것이다. 《동의보감》은 백강잠이 중풍, 간질 등의 치료에 효과가 있다고 전한다. 칼륨이 다량 들어 있어 고혈압에 도움이 되며 혈압을 정상화할 수 있다. 피부염, 피부 아래의 덩어리, 유선염 등 각종 염증에 효과적이다. 현대에 들어 백강잠 추출물이 파킨슨병을 억제하는 효능을 가지고 있다는 사실이 밝혀지기도 했다.

- **기미** : 맛은 맵고 짜고, 성질은 평이하다. 간경, 폐경, 위경으로 들어간다.

- **효능** : 담음을 없애고, 염증을 개선하고, 해독 작용을 한다. 중풍, 안면신경마비, 구완와사를 개선한다. 안면 근육 경련과 편두통 개선, 인후염 완화, 삼차신경통 개선에도 좋다.

- **약리작용** : 고지혈증 개선, 구안와사와 소아 고열 경련 완화, 간 기능 장애로 인한 두통 해소, 눈 충혈 · 인후동통 · 당뇨병 · 악성 피부염 개선

- **고지혈증 처방** : 백강잠 12g, 황기 10g, 단삼 10g, 당귀 10g, 적작약 10g, 도인 8g, 홍화 8g, 소목 8g, 지실 8g을 물 1,000ml에 넣고 중간 불로 달이다가 끓으면 약한 불로 줄여서 10분 정도 우린다. 100ml씩 매일 아침과 저녁 식후에 복용한다.

---

15. 백수오(하수오)

간과 신장을 보강하여 고지혈증을 개선

약재명은 '하수오'다. 《동의보감》에는 '혈과 기운을 도와주고 힘줄과 뼈를 튼튼하게 하며 정기를 보충하고 머리털을 검어지게 하며 얼굴색을 좋아지게 하고 늙지 않게 하며 오래 살게 한다'라고 설명되어 있다. 특히 인삼에 견줄 만한 자양강장제로 알려져 있으며, 몸을 보하고 따뜻하게 하는 힘은 인삼보다 나은 것으로 평가받고 있다. 또 갱년기 여성의 호르몬 불균형 개선에도 많은 도움을 주는 것으로 연구됐다.

- **기미** : 맛은 달고 약간 쓰며, 성질은 평이하다. 간경, 신경, 비경, 위경으로 들어간다.

- **효능** : 간과 신장을 보강하고, 근육의 수축, 관절 강화, 위 건강과 소화 촉진, 해독 작용을 한다. 허리와 무릎의 허약증을 보강한다. 정력 감퇴, 어지럼증, 이명, 불면증을 개선한다.

- **약리작용** : 고지혈증 개선, 간과 신장 기능의 개선, 면역 증강, 항산화, 신체 허약 및 피로 개선, 어지럼증 · 불면 · 건망 개선, 허리와 다리의 무력증 개선, 정력 부족과 유정을 치료

- **고지혈증 처방** : 백수오 12g, 백출 10g, 후박 8g, 진피 8g, 사인 8g, 산사 6g, 신곡 6g, 맥아 6g, 감초 2g, 목향 2g을 물 1,000ml에 넣고 중간 불로 달이다가 끓으면 약한 불로 줄여서 10분 정도 우린다. 100ml씩 매일 아침과 저녁 식후에 복용한다.

16. 백출

간 기능 개선, 담즙 촉진, 위 기능 보강으로 고지혈증을 개선

우리나라의 산과 들에서 흔히 볼 수 있는 삽주의 뿌리줄기다. 소화 기능을 강화하며, 체내의 찬 기운을 몰아내고 따뜻한 기운을 돋운다. 속이 더부룩하거나 식욕이 없을 때 사용하면 좋다. 신장 기능도 강화하는데, 소변량이 적을 때나 위염이 있을 때 도움이 된다. 항암 작용도 있어서 폐암, 위암에 효과를 보았다는 보고도 있다.

- **기미** : 맛은 쓰고 달며, 성질은 온화하다. 비경, 위경으로 들어간다.
- **효능** : 위를 건강하게 하고, 기력을 상승시키고, 소화불량을 개선하고, 복부창만과 묽은 변을 개선, 소변불리와 전신 부종 개선, 사지마비 동통 개선, 변비 개선, 야맹증과 결막염 개선에도 좋다.
- **약리작용** : 고지혈증 개선, 항위염, 항위궤양, 위장 운동 개선, 복통과 설사 개선, 간 기능 보호, 담즙 촉진 작용, 중금속 배설 촉진, 이뇨 작용, 진정 작용, 항산화, 항노화, 항균
- **고지혈증 처방** : 백출 15g, 황기 12g, 만삼 12g, 방풍 10g, 택사 10g, 대황 6g, 감초 4g, 도인 4g을 물 1,000ml에 넣고 중간 불로 달이다가 끓으면 약한 불로 줄여서 10분 정도 우린다. 100ml씩 매일 아침과 저녁 식후에 복용한다.

17. 비해

간 기능 개선, 어혈과 노폐물 제거로 고지혈증을 개선

여러해살이 덩굴풀이다. 우리나라 중부 이남의 산속이나 산골짜기의 약간 습한 곳에서 자라나며 푸른색에 하트 모양의 잎을 가지고 있다. 말초혈관을 확장하고 혈압을 떨어뜨리는 효능이 있어 고지혈증, 고혈압을 개선한다. 또 허리와 다리의 통증, 전립샘염, 피부질환에 효과가 있는 것으로 알려져 있다.

- **기미** : 맛은 쓰고, 성질은 평이하다. 간경, 위경, 방광경으로 들어간다.
- **효능** : 소변불리, 사비마비와 통증을 개선한다. 전립샘염, 요도염, 소변 백탁, 여성의 대하, 피부 소양, 습진, 관절염, 류머티즘 관절염과 통증에 좋다.
- **약리작용** : 고지혈증과 중성지방 개선, 콜레스테롤 저하, 혈압 강하, 항균, 살충, 혈당 강하, 각종 염증 개선, 급성 요로감염·소변불리·단백뇨로 인한 소변 혼탁 증상을 개선

- **고지혈증 처방** : 비해 12g, 산약 8g, 산수유 8g, 익지인 6g, 오약 6g, 차전자 4g, 택사 4g, 목통 4g, 복령 4g을 물 1,000ml에 넣고 중간 불로 달이다가 끓으면 약한 불로 줄여서 10분 정도 우린다. 100ml씩 매일 아침과 저녁 식후에 복용한다.

---

18. 산사

간 기능과 위 기능을 조절하여 고지혈증을 개선

산사나무는 우리나라 전역에서 쉽게 볼 수 있으며, 그 열매는 '작은 석류 모양'을 하고 있다. 면역력 강화를 돕고, 콜레스테롤 수치를 낮추고, 피로를 해소한다. 소화불량, 하복부 통증, 피부 미용 등에 두루 사용된다. 폴리페놀 성분이 들어 있어 노화를 방지하고 항산화 작용에 탁월한 효능을 발휘한다. 산사나무의 잎은 심장 기능을 강화한다. 저혈압 환자, 위궤양 환자는 복용해서는 안 된다.

- **기미** : 맛은 시고 달며, 성질은 약간 온화하다. 비경, 위경, 간경으로 들어간다.
- **효능** : 소화력 개선, 어혈 제거, 건위 작용을 하므로 소화불량과 복부창만을 개선한다. 이질과 설사를 개선하고 월경통, 산후 복통, 산후 분비물, 고환염을 개선한다.
- **약리작용** : 고지혈증 개선, 심근의 수축 작용 개선, 혈압 강하, 항산화, 면역 기능 개선, 관상동맥경화증 개선, 단백뇨 개선, 월경통과 월경불순 개선, 산후 복통 개선
- **고지혈증 처방** : 산사 15g, 맥아 15g, 하수오 12g, 단삼 12g, 천궁 10g을 물 1,000ml에 넣고 중간 불로 달이다가 끓으면 약한 불로 줄여서 10분 정도 우린다. 100ml씩 매일 아침과 저녁 식후에 복용한다.

---

19. 삼칠근

어혈을 없애고 혈액을 맑게 하여 고지혈증을 개선

두릅나무과에 속하는 삼칠의 뿌리를 말한다. 예부터 '삼칠근은 황금과도 바꾸지 않는다'는 말이 있을 만큼 효능이 뛰어난데, 《본초강목》에 의하면 혈액과 관련이 깊다. '혈액의 병과 관련된 신성한 약'이라고도 불린다. 어혈을 풀어주고 혈액 순환을 원활하게 해서 통증을 없애준다. 또 붓고 아프고 출혈이 있는 증상을 치료하는 것으

로 알려져 있다. 동맥경화, 협심증, 고지혈증의 증상을 탁월하게 완화한다.

- **기미** : 맛은 약간 달고 쓰고, 성질은 온화하다. 간경, 위경, 심경, 폐경, 대장경으로 들어간다.
- **효능** : 지혈, 어혈 제거, 소염, 진통 작용을 하므로 각종 출혈성 타박상, 협심증, 월경통, 월경불순, 산후 어혈 및 복통, 피부염, 피부 종기 등에 유효하다.
- **약리작용** : 고지혈증 개선, 혈전 형성 억제, 동맥경화 억제, 항부정맥 작용, 심근 활동 증대, 협심증 개선, 항산화, 항염, 혈당 강하, 항암, 항노화
- **고지혈증 처방** : 삼칠근 4g, 황기 12g, 만삼 12g, 단삼 10g, 산사 10g, 도인 8g, 홍화 8g을 물 1,000ml에 넣고 중간 불로 달이다가 끓으면 약한 불로 줄여서 10분 정도 우린다. 100ml씩 매일 아침과 저녁 식후에 복용한다.

20. 석창포

전신의 혈액과 혈관을 개선하여 고지혈증을 개선

석창포는 여러해살이풀이다. 호수나 연못가, 강가의 습지에서 자주 찾아볼 수 있다. 여성의 월경을 조절하고 혈액 순환을 촉진하는 효능을 가지고 있다. 《본초강목》에는 '문둥병을 치료한다'는 기록도 있다. 《동의보감》에는 '온몸이 저린 것을 치료하고 이와 벼룩을 없애고 건망증을 치료해 지혜를 길러준다'고 나와 있다. 조선시대에 임금의 질병을 치료했다고 알려져 있다. 학생들에게 좋다는 '총명탕'의 주요 약재이기도 하다.

- **기미** : 맛은 맵고 쓰고, 성질은 약간 온화하다. 심경, 간경, 비경으로 들어간다.
- **효능** : 뇌질환과 정신질환 개선에 우수하고, 소염 · 진통 작용이 강하고, 건망 · 이명 · 신경쇠약 · 건망증 · 정서 불안 · 집중력 부족 · 정신 산만에 좋으며, 류머티즘 관절염에도 좋다.
- **약리작용** : 고지혈증 개선, 기억력 개선, 뇌혈류 개선, 항경련, 뇌세포 보호, 이명 개선, 관상동맥 경화증 개선, 위축성 위염 개선, 복부 통증 완화
- **고지혈증 처방** : 석창포 10g, 백출 10g, 용안육 10g, 산사 8g, 맥아 8g, 당귀 8g, 용골 8g, 모려 8g, 산조인 8g을 물 1,000ml에 넣고 중간 불로 달이다가 끓으면 약한 불로 줄여서 10분 정도 우린다. 100ml씩 매일 아침과 저녁 식후에 복용한다.

21. 소목

어혈을 개선하고 혈액을 맑게 하여 고지혈증을 개선

한국인에게는 익숙하지 않은 약재이지만, 조선시대에는 염색을 하는 염료로 사용되었다. 열대지방에서 전파되었으며, 17세기에는 동남아시아 무역에서 꽤 많은 비중을 차지한 약초였다. 노란색 꽃을 피우며, 줄기에는 작은 가시가 있다. 항균 작용을 하며 혈액 순환을 촉진하고 어혈을 없애며 부기를 가라앉히는 효능이 있다. 이질, 파상풍에도 효과가 있다.

- **기미** : 맛은 달고 짜고 약간 매우며, 성질은 평이하다. 심경, 간경, 대장경으로 들어간다.
- **효능** : 어혈 제거와 소염 및 진통 작용을 한다. 월경불순, 월경통, 산후 복통, 산후 어지럼증, 피부 종기, 타박상 등을 개선한다.
- **약리작용** : 고지혈증 및 혈류량 개선, 혈소판 응집 억제, 항알레르기, 협심증 개선, 관상동맥경화증 완화, 항암
- **고지혈증 처방** : 소목 10g, 홍화 10g, 유향 8g, 몰약 8g, 계지 8g, 작약 8g, 향부자 6g, 울금 6g을 물 1,000ml에 넣고 중간 불로 달이다가 끓으면 약한 불로 줄여서 10분 정도 우린다. 100ml씩 매일 아침과 저녁 식후에 복용한다.

22. 수질(거머리)

혈액을 맑게 하고 어혈을 제거하여 고지혈증을 개선

거머리는 사람과 동물에게 들러붙어 피를 빨아먹는 일종의 기생동물이다. 그 이미지와는 다르게 약재로 사용하면 독성을 없애고 혈액 순환을 원활하게 해 어혈을 녹이고 월경불순에 도움이 된다. 또 타박상, 충혈, 통증 완화에도 도움이 된다. 자궁암, 식도암, 위암 등에도 효과가 있는 것으로 알려지고 있다. 과거 러시아에서는 혈관을 확장시키기 위해 환자를 일부러 거머리에게 물리게 하는 경우도 있었다.

- **기미** : 맛은 짜고 쓰고, 성질은 평이하며 독이 있다. 간경으로 들어간다.
- **효능** : 어혈 제거 작용이 강하고, 월경을 잘 통하게 하고, 어혈성 월경불순과 월경통에 좋으며, 각종 타박상과 각종 종양, 신경성 피부염, 골절상, 뇌경색, 뇌출혈 후유증에 좋다.

- **약리작용** : 고지혈증 개선, 혈소판 응집 억제, 혈전 용해, 심근경색 개선, 항혈전, 항염 작용, 항동 맥경화증, 각종 뇌혈관 장애 개선
- **고지혈증 처방** : 수질 8g, 당귀 8g, 천궁 8g, 작약 8g, 도인 6g, 홍화 6g, 대황 6g, 감초 2g을 물 1,000ml에 넣고 중간 불로 달이다가 끓으면 약한 불로 줄여서 10분 정도 우린다. 100ml씩 매일 아침과 저녁 식후에 복용한다.

23. 시호

간 기능을 개선하고 혈액을 맑게 하여 고지혈증을 개선

정신질환과 신체 질환 모두에 사용되는 약재이다. 스트레스로 인해 생기는 울화를 내려주는 효능이 있다. 화를 참지 못해 깊은 잠을 자지 못하고 소화가 잘되지 않거나 가슴이 답답할 때 사용한다. 따라서 열이 많은 갱년기 증상에도 효능을 발휘한다. 지방간이 있거나 간 수치가 상승할 때 간 기능을 개선해준다. 담즙의 분비를 촉진시키는 기능이 있어서 소화가 잘되지 않을 때도 효과가 있다.

- **기미** : 맛은 쓰고 맵고, 성질은 약간 차다. 간경과 담경으로 들어간다.
- **효능** : 간 기능을 개선하고, 체력을 강화한다. 오한 · 발열 · 간 기능 장애로 인한 동통, 옆구리 통증, 두통, 어지럼증, 명치 답답함, 변비, 월경불순, 위하수에 좋다.
- **약리작용** : 고지혈증과 급 · 만성 간염을 개선, 해열, 진통, 위산 분비 억제, 항궤양, 면역 기능 강화, 혈압 강하, 항균, 항바이러스
- **고지혈증 처방** : 시호 15g, 감초 10g, 구기자 10g, 택사 10g, 산사 10g, 단삼 10g, 홍화 5g을 물 1,000ml에 넣고 중간 불로 달이다가 끓으면 약한 불로 줄여서 10분 정도 우린다. 100ml씩 매일 아침과 저녁 식후에 복용한다.

24. 여정자

간과 신장을 보강하고 혈액을 맑게 하여 고지혈증을 개선

중국 명나라 때 편찬된《본초몽전(本草蒙筌)》에서는 여정자에 대해 '음기를 강화하고 허리와 무릎을 건강하게 하며 눈을 밝게 한다'고 설명한다. '올레아놀산'이 들어 있

어서 고지혈증과 동맥경화, 당뇨병 등에 효과가 있으며 염증을 치료하고 간을 보호하는 것으로 알려져 있다. 또 젊은 나이에 머리카락이나 수염이 희어진 사람이 복용하면 검어지는 효능이 있다. 음기가 약해져 양기가 상대적으로 많아질 때 사용하기도 한다.

- **기미** : 맛은 달고 쓰고, 성질은 약간 차다. 간경, 신경으로 들어간다.
- **효능** : 간과 신장의 기능을 보강하고, 허열을 내리며, 눈을 밝혀주므로 시력 감퇴에 유효하다. 두통, 어지럼증, 요통, 무릎 관절염, 이명, 머리카락이 빨리 희여지는 증상을 개선한다.
- **약리작용** : 고지혈증 개선, 항염, 면역 기능 개선, 관상동맥경화증 개선, 혈당 강하, 간 기능 보호, 항산화 작용, 백발 감소, 허리와 무릎 기능 개선
- **고지혈증 처방** : 여정자 12g, 당귀 8g, 천궁 8g, 황정 8g, 적작약 8g, 숙지황 8g, 황기 8g, 육계 4g, 오미자 4g, 단삼 4g을 물 1,000ml에 넣고 중간 불로 달이다가 끓으면 약한 불로 줄여서 10분 정도 우린다. 100ml씩 매일 아침과 저녁 식후에 복용한다.

---

25. 우슬

간 기능과 신장 기능을 개선하고, 혈액 순환 개선으로 고지혈증을 개선

외형이 '소의 무릎'과 닮았다고 해서 '쇠무릎'이라고도 불린다. 허리, 다리가 무겁고 통증이 느껴질 때 사용한다. 사포닌과 다량의 칼슘을 함유하고 있어서 관절염, 신경통, 타박상으로 인한 염증에 좋은 효과를 발휘한다. 과다 복용하거나 장기간 섭취하면 소화 기능이 떨어질 수 있고, 복통이 생기기도 한다.

- **기미** : 맛은 쓰고 시고, 성질은 평이하다. 간경과 신경으로 들어간다.
- **효능** : 간과 신장의 기능을 활성화하고, 근육과 골격을 강화하고, 혈액 순환을 개선하고, 이뇨 작용을 원활하게 한다. 요통, 관절염, 하지 무력, 월경통, 월경불순, 산후 어혈 및 복통, 각종 종양, 소변불리, 혈뇨 등을 치료한다.
- **약리작용** : 고지혈증 개선, 항염, 혈압 강하, 담즙 분비 촉진, 면역 기능 개선, 뇌혈류 개선, 뇌 기능 향상, 혈당 강하, 항노화
- **고지혈증 처방** : 우슬 12g, 하고초 10g, 감국화 10g, 구기자 10g, 조구등 10g, 천궁 6g, 강활 6g, 백지 6g, 용골 4g, 모려 4g을 물 1,000ml에 넣고 중간 불로 달이다가 끓으면 약한 불로 줄여서 10

분 정도 우린다. 100ml씩 매일 아침과 저녁 식후에 복용한다.

26. 웅담

간 기능 개선, 어혈 제거, 피 해독으로 고지혈증을 개선

곰의 쓸개를 건조시킨 웅담은 한때 사회적인 물의를 일으킬 정도로 비싸게 거래된 약재다. 매우 귀한 약재이며, 기력이 허해진 사람을 회복시키는 데 탁월한 효능이 있다. 소염, 해독 작용이 매우 뛰어나서 통증이 심하고 발적 등의 증상이 있을 때 외용약으로 쓰였다. 다만 웅담을 채취하기 위해 곰을 불법적으로 사육하는 곳도 있으니 출처에 주의해야 한다.

- **기미 :** 맛은 쓰고, 성질은 차다. 간경, 담경, 심경, 위경으로 들어간다.
- **효능 :** 간 기능 개선, 뇌경색의 예방과 치료, 해열, 살균, 눈질환 치료에 효과가 있어 간염 · 이질 · 열성 경련 · 안구충혈 · 인후염 · 축농증 · 종기 · 각종 출혈증을 개선하고, 진통과 진정 작용에 효능이 있다.
- 약리 작용 : 고지혈증 개선, 혈압 강하, 당뇨병 개선, 항혈전, 담즙 분비, 담결석 용해, 장 기능 개선, 심장 기능 강화, 소아 경련 감소, 인후염 개선
- **고지혈증 처방 :** 웅담 1g, 인진 15g, 창출 12g, 시호 12g, 후박 8g, 작약 8g, 산사 8g, 택사 6g, 차전자 6g, 삼릉 4g, 아출 4g을 물 1,000ml에 넣고 중간 불로 달이다가 끓으면 약한 불로 줄여서 10분 정도 우린다. 100ml씩 매일 아침과 저녁 식후에 복용한다.

27. 은행잎

혈액 순환 개선, 심폐 기능 강화로 고지혈증을 개선

혈액 순환 개선에 많이 사용되는 약재다. 중장년과 고령의 만성질환자들에게도 흔히 사용된다. 플라보노이드 성분은 혈관의 산화를 억제하고, 혈관 노화의 주범으로 일컬어지는 과산화지질의 생성을 막는다. 또 기억력 개선 효능도 있어서 고령자들에게 도움을 준다. 실험에 의히면 은행잎 추출물을 투여한 후 1시간 뒤 손끝의 혈액 순환이 57% 정도 상승한 것으로 나타났다.

- **기미** : 맛은 쓰고 떫고, 성질은 평이하다. 심경, 폐경, 비경으로 들어간다.

- **효능** : 혈액 순환을 개선하고, 심장 기능을 강화하고, 폐 기능을 활성화하며, 장염을 치료한다. 관상동맥경화증과 뇌질환 개선, 기침 · 천식 · 이질 · 설사 · 대하 감소에 효능이 좋다.

- **약리작용** : 고지혈증 개선, 뇌세포 대사 및 기능장애 개선, 뇌혈관장애 예방, 혈소판 응집 억제, 심장 허혈 예방, 간 보호, 재생불량성 빈혈 개선, 기억력 증강, 뇌경색 개선

- **고지혈증 처방** : 은행잎 10g, 우슬 10g, 당귀 8g, 천궁 8g, 도인 4g, 홍화 4g, 유향 4g, 몰약 4g을 물 1,000ml에 넣고 중간 불로 달이다가 끓으면 약한 불로 줄여서 10분 정도 우린다. 100ml씩 매일 아침과 저녁 식후에 복용한다.

---

28. 익모초

혈액 순환 개선, 간 기능 개선, 어혈 제거로 고지혈증을 개선

'익모초'라는 말은 '어머니에게 이로운 풀'이라는 뜻이다. 혈액 순환에 좋기 때문에 월경통, 월경불순에 도움이 되어서 지어진 이름이다. 출산 후 자궁 수축에도 도움이 된다. 밭둑이나 길가 등 물이 잘 순환되고 통풍이 잘되는 곳이라면 전국 어디에서나 쉽게 찾아볼 수 있는 약초다.

- **기미** : 맛은 쓰고 약간 매우며, 성질은 조금 차다. 간경, 신경, 심포경으로 들어간다.

- **효능** : 혈액 순환 개선, 월경 조절, 이뇨, 소염, 해열, 해독 작용을 하며, 월경불순 · 월경통 · 자궁 출혈 · 난산 · 산후 어지럼증 · 산후 어혈 및 복통 · 타박상 · 소변불리 · 전신 부종 · 종기 · 피부염에 좋다.

- **약리작용** : 고지혈증 개선, 자궁 수축, 관상동맥 혈류량 증가, 항혈소판 응집, 항혈전 형성, 면역 기능 증진, 항염, 면역력 개선, 월경불순 · 전신 부종 · 소변불리 · 고혈압 개선

- **고지혈증 처방** : 익모초 10g, 당귀 8g, 작약 8g, 단삼 8g, 현호색 6g, 도인 4g, 홍화 4g, 목향 2g을 물 1,000ml에 넣고 중간 불로 달이다가 끓으면 약한 불로 줄여서 10분 정도 우린다. 100ml씩 매일 아침과 저녁 식후에 복용한다.

29. 인진호(인진쑥)

혈관 속 지방을 배출시켜 고지혈증을 개선

'인진쑥'으로 불리기도 한다. 우리나라는 물론 일본, 중국, 필리핀에 분포되어 있으며 강가나 바닷가 인근의 모래땅에서 볼 수 있다. 황달 치료에 탁월하다. 전설적인 명의 화타에게 찾아온 환자가 있었는데, 몸이 지나치게 마르고 황달이 있었다고 한다. 도저히 고칠 방법이 없어서 돌려보냈는데, 나중에 그가 건강해져서 나타나 그 이유를 물으니 '먹을 것이 없어 쑥을 뜯어 먹었다'고 말했다고 한다.

- **기미** : 맛은 약간 쓰고, 성질은 조금 차다. 비경, 위경, 방광경으로 들어간다.
- **효능** : 해열과 황달 치료에 효과가 있어 급성·만성 간염, 소변불리, 피부 개선, 피부습진, 피부 가려움증, 구강 궤양에 효능이 좋다.
- **약리작용** : 고지혈증 개선, 간 기능 개선, 담즙 분비 촉진, 뇌혈관 확장, 관상동맥 확장, 해열, 진통, 소염, 항암
- **고지혈증 처방** : 인진호 15g을 물 500ml에 넣고 중간 불로 달이다가 끓으면 약한 불로 줄여서 10분 정도 우린다. 100ml씩 매일 아침과 저녁 식후에 복용한다.

30. 지각

기혈의 흐름을 원활하게 하여 고지혈증을 개선

탱자나무의 성숙한 열매를 건조시킨 것이다. 오래될수록 약효가 강하며, 뭉친 기를 풀어주는 데 효험이 있다. 또 복부팽만, 체하는 증상, 피부 가려움증에 도움이 된다. 《동의보감》에는 술에 담가 묵혀놓았다가 아침 일찍 즙을 내 따뜻하게 3~4회 정도 복용하면 피부병이 재발하지 않는다고 나와 있다.

- **기미** : 맛은 쓰고 시며, 성질은 약간 차다. 폐경, 비경, 위경, 대장경에 들어간다.
- **효능** : 위를 건강하게 하고, 기혈 순환을 원활하게 하고, 흉격부의 답답증을 개선한다. 소화불량, 복부창만, 이질, 탈장, 자궁하수, 위하수에 효능이 있다.
- **약리작용** : 고지혈증 개선, 협심증 개선, 심장 수축력 증가, 혈압 상승, 지궁 수축, 이뇨, 비만 억제, 흉복부 팽만 개선, 장출혈 개선, 피부 가려움증과 치질 개선

- **고지혈증 처방** : 지각 15g, 과루인 15g, 계지 12g, 반하 8g, 황련 4g, 산사 4g, 단삼 4g, 반하 4g을 물 1,000ml에 넣고 중간 불로 달이다가 끓으면 약한 불로 줄여서 10분 정도 우린다. 100ml씩 매일 아침과 저녁 식후에 복용한다.

---

31. 택사

혈중 콜레스테롤과 중성지방을 소변으로 배출하여 고지혈증을 개선

'쇠태나물'이라고도 불리며 뿌리와 줄기가 약재로 사용된다. 햇빛이 잘 드는 논이나 도랑 등에서 자생한다. 이뇨 작용이 탁월하고, 열을 내리고, 혈압과 혈당을 내린다. 자극성 물질이 들어 있기 때문에 평소 소화 기능이 약하거나 식욕이 별로 없는 사람은 섭취하지 않는 것이 좋다.

- **기미** : 맛은 달고 담담하며, 성질은 차다. 신경, 방광경으로 들어간다.
- **효능** : 해열, 이뇨, 소변불리 개선에 효능이 있다. 요도염, 방광염, 전신부종, 복부창만, 설사, 어지럼증, 유정을 개선한다.
- **약리작용** : 고지혈증 개선, 혈압 강하, 동맥경화증 개선, 지방간 예방, 면역력 증강, 혈당 강하, 항알레르기, 전신부종 · 소변불리 · 내이 현훈증 개선
- **고지혈증 처방** : 택사 20g, 산사 20g, 백출 10g을 물 1,000ml에 넣고 중간 불로 달이다가 끓으면 약한 불로 줄여서 30분 정도 우린다. 100ml씩 매일 아침과 저녁 식후에 복용한다.

---

32. 필발

혈액 순환을 개선하고 냉증을 없애 고지혈증을 개선

후추과에 속하는 덩굴식물로, 네팔과 인도가 원산지이다. 당나라의 태종 이세민이 기의 운행이 순조롭지 못해 질병에 걸렸을 때 7일간 필발을 복용하고 질병이 나았다는 이야기가 있다. 피부 혈관을 확장하고 냉기를 없애고 소화 기능을 촉진하고 통증을 완화시키는 데 도움이 된다. 열이 많은 사람은 피하는 것이 좋다.

- **기미** : 맛은 맵고, 성질은 열이 많다. 비경, 위경, 대장경으로 들어간다.

- **효능** : 배가 차서 일어나는 증상을 가라앉힌다. 복부 통증, 구토, 설사, 두통, 치통, 축농증, 관상동맥경화증에 효능이 있다.
- **약리작용** : 고지혈증 개선, 항산화, 항심근 허혈 작용, 진통, 진정, 해열
- **고지혈증 처방** : 필발 12g, 현호색 12g, 단삼 12g, 백단향 12g, 세신 12g, 용뇌 1g을 가루 내어 작은 환 100~200개로 만들어 1회에 10환씩 1일 1~2회 복용한다.

---

33. 하수오

간과 신장의 기능 개선, 피 해독 작용으로 고지혈증을 개선

중국 춘추시대에 자신의 머리카락이 희어서 고민했던 한 사람이 이 약초의 뿌리를 약으로 먹은 후 머리카락이 까마귀처럼 새카맣게 변했다는 이야기가 있다. 그때부터 '하수오'로 불렸다. '젊음을 유지하는 약초'라고 해서 우리나라에서도 한때 유명세를 탔다. 《황제내경》에는 인삼, 구기자와 함께 정력에 좋다고 서술되어 있으며, 모발에 관한 효능도 실려 있다.

- **기미** : 맛은 쓰고 떫고, 성질은 약간 온화하다. 간경, 신경으로 들어간다.
- **효능** : 조혈, 변비 개선, 해독 작용을 하므로 빈혈로 인한 두통, 어지럼증, 가슴 두근거림, 불면, 허리와 무릎 통증, 이명, 유정, 변비, 피부 소양증, 피부 종기와 종창에 좋다.
- **약리작용** : 고지혈증 개선, 죽상동맥경화증 개선, 면역 기능 향상, 항노화, 간 보호, 심근 허혈 개선, 항균, 불면 개선, 고혈압 개선, 백발 개선
- **고지혈증 처방** : 하수오 20g, 황정 15g, 구기자 15g, 산사 15g, 결명자 4g을 물 1,000ml에 넣고 중간 불로 달이다가 끓으면 약한 불로 줄여서 30분 정도 우린다. 100ml씩 매일 아침과 저녁 식후에 복용한다.

---

34. 호장근

어혈 제거, 혈액 순환 개선으로 고지혈증을 개선

전국 각지의 산과 들에 분포해 있지만, 일반인에겐 낯선 약재이다. 줄기 표면에 붉은 얼룩이 있는데, 이것이 마치 호피 무늬 같다고 해서 '호장근'이라는 이름이 붙었

다. 혈액 순환 개선에 좋고, 어혈을 풀어주는 약효가 있다. 호장근의 추출물인 '폴리다틴'은 식약청이 인정한 주름과 미백을 개선하는 성분이며, 노화 방지 성분도 들어있어 샴푸에 사용되곤 한다.

- **기미 :** 맛은 쓰고 시고, 성질은 약간 차다. 간경과 담경으로 들어간다.

- **효능 :** 어혈 제거, 혈액 순환 개선, 해열, 기혈 순환 원활, 월경불순 · 월경통 개선, 산후 분비물 개선, 황달 · 소변불리 개선, 자궁종양 · 대하 · 피부병 개선에 좋다.

- **약리작용 :** 고지혈증 개선, 혈압 강하, 혈전 형성 감소, 혈소판 응집 억제, 기침과 가래 개선, 항산화, 항암, 지혈, 항염, 담도결석 · 요로결석 개선, 급 · 만성 폐렴과 기관지염 개선

- **고지혈증 처방 :** 호장근 10g, 산사 10g, 단삼 10g, 천궁 8g, 당귀 8g, 창출 6g을 물 1,000ml에 넣고 중간 불로 달이다가 끓으면 약한 불로 줄여서 10분 정도 우린다. 100ml씩 매일 아침과 저녁 식후에 복용한다.

---

35. 홍삼

원기 회복, 면역력 강화로 고지혈증을 개선

인삼을 푹 찐 다음에 말리면 붉은색으로 변하는데, 이를 '홍삼'이라고 부른다. 찌는 과정에서 쓴맛이 빠지고 인삼의 단맛이 더욱 강화된다. 보통 절편, 농축액, 진액 등 다양한 형태의 건강기능식품으로 가공되어 판매된다. 면역력을 강화하고, 최근에는 근육 감소를 막고 기억력을 개선하는 효과가 있는 것으로 밝혀졌다.

- **기미 :** 맛은 달고 약간 쓰며, 성질은 따뜻하다. 심경, 폐경으로 들어간다.

- **효능 :** 원기 회복, 피로 개선, 항노화, 식욕부진 개선, 무력감 해소, 소화 촉진, 영양 흡수 활성, 신진대사 촉진, 여성의 갱년기장애 개선, 류머티즘 관절염 개선에 좋다.

- **약리작용 :** 고지혈증 개선, 면역 기능 개선, 남성 불임 개선, 면역력 강화, 항체 생성 촉진, 자가면역질환 치료, 당뇨병 개선, 당뇨병으로 인한 합병증 개선, 동맥경화증 완화, 죽상동맥경화증 완화, 고혈압 개선, 항암 작용, 간 보호

- **고지혈증 처방 :** 홍삼 10g, 산사 10g, 단삼 10g, 천궁 10g, 맥문동 6g, 오미자 6g, 육계 2g을 물 1,000ml에 넣고 중간 불로 달이다가 끓으면 약한 불로 줄여서 10분 정도 우린다. 100ml씩 매일 아침과 저녁 식후에 복용한다.

36. 황정

기혈을 보강하고 면역력을 강화하여 고지혈증을 개선

'층층갈고리둥글레', '진황정', '전황정' 등의 뿌리줄기를 찐 다음에 햇빛에 말린 것을 말한다. 땅에서 캔 뒤에 맑은 물에 깨끗이 씻어서 무려 16시간 동안 찐다. 오래 기간 복용하면 몸이 가벼워지고, 배고픔을 모르고, 장수할 수 있다고 전해진다. 또 과로로 몸이 약해진 것을 보하고 근육과 뼈를 튼튼하게 해주는 역할을 한다.

- **기미 :** 맛은 달고, 성질은 평이하다. 비경, 폐경, 신경으로 들어간다.

- **효능 :** 강장, 기력 상승, 폐를 보강하여 만성 기침과 폐결핵 등을 개선한다. 위무력증, 식욕부진, 구갈, 당뇨병, 정력 감퇴, 하지 무력, 하지 연약, 이명, 신체 허약, 백발, 시력 감퇴 등을 개선한다.

- **약리작용 :** 고지혈증 개선, 관상동맥 혈류량 증가, 항노화 작용, 면역 기능 상승, 혈당 강하, 마른기침 · 각혈 · 당뇨병 · 신체 허약 · 마른 몸을 개선

- **고지혈증 처방 :** 황정 12g, 단삼 12g, 하수오 12g, 갈근 12g, 작약 8g, 울금 8g을 물 1,000ml에 넣고 중간 불로 달이다가 끓으면 약한 불로 줄여서 10분 정도 우린다. 100ml씩 매일 아침과 저녁 식후에 복용한다.

참고문헌

- 가켄 편집부, 《알고 나면 참 쉬운 콜레스테롤 정복하기》, 랜덤하우스, 2010년
- 강북삼성병원, '당뇨병이 당신의 혈관을 망가뜨린다', 강북삼성병원 공식 블로그, 2021년 1월 7일
- 고희정, '몸에 해로운 콜레스테롤 생각만큼 해롭지 않다', 메디컬투데이, 2011년 5월 7일
- 곤도 마코토, 《약에게 살해당하지 않는 47가지 방법》, 더난출판사, 2015년
- 공동철, 《거꾸로 보는 의학 상식》, 학민사, 1998년
- 관리자, '핀란드 연구진, 스타틴, 당뇨병 발병에 영향 미친다', 한의신문, 2015년 3월 13일
- 권대익, '달걀 콜레스테롤은 인체에 무해… 이제 부담 없이 먹어볼까', 한국일보, 2015년 8월 1일
- 권선미, '콜레스테롤 약을 꾸준히 먹었을 뿐인데 심장이 약해졌다고?', 중앙일보, 2018년 2월 23일
- 길버트 웰치, 《과잉 진단》, 진성북스, 2013년
- 김도경, '스타틴 복용 늘면서 근육 손상 부작용도 증가', 데일리메디, 2014년 1월 12일
- 김상일, 《카오스 시대의 한국 사회》, 솔, 1997년
- 김융웅, 《위대한 자연요법》, 토트, 2011년
- 나가시마 히사에, 《약에 의존하지 않고 콜레스테롤 중성지방을 낮추는 방법》, 청홍, 2019년
- 나카야 노리아키, 《콜레스테롤 낮추는 밥상》, 전나무숲, 2018년
- 노먼 커즌스, 《불치병은 없다》, 힐링타오(정신문화사), 1995년
- 니나 타이숄스, 《지방의 역설》, 시대의창, 2016년
- 데이비드 B. 아구스, 《질병의 종말》, 청림라이프, 2012년
- 데이비드 뉴먼, 《의사들에게는 비밀이 있다》, RHK, 2013년
- 데트레프 간텐 외 2인, 《우리 몸은 석기시대》, 중앙북스, 2011년
- 디팍 초프라, 《완전한 건강》, 화동출판사, 1994년
- 랜덜 피츠제럴드, 《100년 동안의 거짓말》, 시공사, 2007년
- 랜덜프 네스 외, 《인간은 왜 병에 걸리는가》, 사이언스북스, 2005년
- 레이 스트랜드, 《약이 사람을 죽인다》, 웅진리빙하우스, 2007년
- 레이 스트랜드, 《영양의학 가이드》, 푸른솔, 2007년
- 로버트 영 & 셸리 레드포드 영, 《당신의 몸은 산성 때문에 찌고 있다》, 웅진윙스, 2007년
- 류병호, 《콜레스테롤을 낮추면 125세까지 살 수 있다》, 삼호미디어, 2008년

- 린 맥타가트, 《의사들이 해주지 않는 이야기》, 허원미디어, 2011년
- 마쓰다 야스히데, 《면역력을 높이는 장 건강법》, 조선일보사, 2005년
- 마쓰모토 미쓰마사, 《건강 검진의 거짓말》, 에디터, 2016년
- 마이클 T. 머레이 & 조셉 E. 피쪼르노, 《자연의학 백과사전》, 전나무숲, 2009년
- 마이클 머레이, 《당신의 의사도 모르는 11가지 약의 비밀》, 다산초당, 2011년
- 마크 하이만, 《신진대사를 알면 병 없이 산다》, 한언, 2008년
- 메이슨 프리먼, 《고지혈증 이겨내기》, 조윤커뮤니케이션, 2009년
- 문세영, '복지부 따로, 공정위 따로… 리베이트는 5년간 2.5배 쑥', SBS Biz, 2022년 10월 5일
- 미요시 모토하루, 《의사와 약에 속지 않는 법》, 랜덤하우스중앙, 2006년
- 방성혜, 《동의보감 디톡스》, 리더스북, 2014년
- 배병철, 《황제내경 소문》, 성보사, 2008년
- 버나드 라운, 《치유의 예술을 찾아서》, 몸과마음, 2003년
- 보건산업통계, 한국보건산업진흥원. 2021년
- 샤론 모알렘, 《아파야 산다》, 김영사, 2010년
- 서한기, 《대한민국 의료 커넥션》, 바다출판사, 2013년
- 선재광, 《암 고혈압 당뇨 잡는 체온 1도》, 다온북스, 2015년
- 셔윈 널랜드, 《몸의 지혜》, 사이언스북스, 2002년
- 손장락, 《콜레스테롤의 진실》, 바이오메디컬, 2005년
- 송재현, '콜레스테롤의 누명을 벗겨라!', MBC 기분좋은날, 2019년 12월 18일
- 수잔 손택, 《은유로서의 질병》, 이후, 2002년
- 스티븐 시나트라·조니 보든, 《콜레스테롤 수치에 속지 마라》, 예문아카이브, 2017년
- 신길구, 《신씨본초학》, 수문사, 1988년
- 신영호, 《만성난치병 돈 안 써야 고칠 수 있다》, 새로운 사람들, 2004년
- 아보 도루, 《면역학 강의》, 물고기숲, 2017년
- 아보 도오루, 《면역습관》, 전나무숲, 2016년
- 안덕균, 《임상 한약 대도감》, 현암사, 2012년

- 앤드류 와일, 《자연치유》, 정신세계사, 2005년
- 앨런 모이니헌·레이 모이니헌, 《질병 판매학》, 알마, 2006년 11월
- 양력, 《중의 운기학》, 법인문화사, 2000년
- 엄종업, '현대 의학은 과연 무엇을 위해 싸우고 있는가?', 한겨레, 2022년 6월 8일
- 에드워드 골럽, 《의학의 과학적 한계》, 몸과마음, 2001년
- 에모토 마사루, 《물은 답을 알고 있다》, 더난출판사, 2008년
- 오카다 이코, 《건강에 기초가 되는 혈액 건강법》, 글사랑, 1995년
- 오카다 이코, 《기적의 혈액 건강법》, 평단, 2002년
- 오카다 잇코, 《피가 맑아야 몸이 산다》, 시간과공간사, 2011년
- 오카모토 유타카, 《병의 90%는 스스로 고칠 수 있다》, 스토리3.0, 2012년
- 오카모토 유타카, 《약이 필요 없는 몸 만들기》, 이아소, 2011년
- 오카모토 유타카, 《장수하는 사람은 약을 먹지 않는다》, 싸이프레스, 2014년
- 와타나베 쇼, 《기적의 니시건강법》, 태웅출판사, 1993년
- 외르크 블레흐, 《없는 병도 만든다》, 생각의나무, 2004년
- 우페 라브스코프, 《콜레스테롤은 살인자가 아니다》, 애플북스, 2013년
- 윤새롬, '함부로 먹지 마세요, '다이어트약'의 부작용은?', 하이닥, 2021년 12월 29일
- 이덕규, '콜레스테롤, 뇌 활동에 핵심적 작용', 약업신문, 2001년 11월 10일
- 이병문, '콜레스테롤은 毒? 꼭 그렇진 않아요', 매일경제, 2015년 12월 11일
- 이상인, 《본초학》, 수서원, 1981년
- 이시하라 유미, 《내 몸이 보내는 이상신호가 나를 살린다》, 박현미 옮김, 전나무숲, 2018년
- 이시하라 유우미, 《내 몸 독소 내보내기》, 삼호미디어, 2010년
- 이시하라 유우미, 《혈류가 좋으면 왜 건강해지는가》, 삼호미디어, 2011년
- 이인복, '뇌출혈, 콜레스테롤보다 알코올이 더 위험', 메디칼타임즈, 2006년 6월 23일
- 이인복, '스타틴 요법 반전… 심뇌혈관 질환 예방 효과 저조', 메디칼타임즈, 2022년 3월 15일
- 이재승, '고지혈증 치료제 스타틴 논란, 최대 의료사기 vs 적량 복용은 효과?', 이코노믹리 뷰, 2016년 6월 24일
- 이정우, '미 하버드 의대도 인정한 침 치료 효과', YTN, 2017년 3월 9일
- 이타쿠라 히로시게, 《콜레스테롤을 낮추는 29가지 습관》, 태웅출판사, 2015년
- 장인선, '조용한 살인자 고혈압·당뇨, 함께 찾아오면 혈관 건강 치명타', 헬스경향, 2015년 11월 18일
- 정윤섭, 《콜레스테롤은 적이 아니다》, 엔터, 2019년

- 조니 보든 & 스티븐 시나트라, 《콜레스테롤 수치에 속지 마라》, 예문사, 2015년
- 조성우, '스타틴係 약물 1차 예방요법 논란', 팜뉴스, 2010년 8월 10일
- 조엘 펄먼, 《내 몸의 자생력을 깨워라》, 쌤앤파커스, 2013년
- 조정희, '이상지질혈증 LDL-C 목표치 70→55mg/dL 미만으로 변경', 메디팜스투데이, 2022년 9월 16일
- 주부와생활사, 《독소가 내 몸을 망친다》, 동도원, 2012년
- 주부와생활사, 《혈액을 맑게 하는 건강 음식 37가지》, 동도원, 2011년
- 주부의벗, 《먹으면 약이 되는 음식 450》, 넥서스북스, 2006년
- 주윤지, '미국 제약사 의료진에게 5년간 10조 원 이상 지급했더니', 메디칼업저버, 2020년 11월 6일
- 주윤지, '전 세계 심혈관질환 유병률 추이는?', 메디칼업저버, 2021년 1월 20일
- 최일생, 《히포크라테스 조선 왕을 만나다》, 메디안북, 2013년
- 최하늘·고광곤, 'LDL콜레스테롤을 낮추면 낮출수록 좋다는 학설에의 이의 제기', Korean J Lipidol 2011;21:37-45, 2011년 10월 12일
- 프리초프 카프라, 《신과학과 영성의 시대》, 범양사, 1997년
- [하버드 통신] 하루 식사 조금씩 6번… 콜레스테롤 수치 뚝', 동아사이언스, 2003년 1월 27일
- 하비 리벤스테인, 《음식 그 두려움의 역사》, 김지향 옮김, 지식트리, 2012년 8월
- 한성간, '수면 부족하면 혈압·혈당·콜레스테롤 상승', 연합뉴스, 2013년 11월 7일
- 허준, 《동의보감》, 대성출판사, 1981년

고지혈증, 약을 끊고 근본 치료하라

초판 1쇄 인쇄 | 2023년 6월 23일
초판 1쇄 발행 | 2023년 6월 30일

지은이 | 선재광
펴낸이 | 강효림

편집 | 곽도경
표지디자인 | 디자인 봄바람
내지디자인 | 주영란
마케팅 | 김용우
모델 | 박동훈 · 정상연
표지사진 | 박재휘
내지사진 | 이경우

용지 | 한서지업(주)
인쇄 | 한영문화사

펴낸곳 | 도서출판 전나무숲 檜林
출판등록 | 1994년 7월 15일 · 제10-1008호
주소 | 10544 경기도 고양시 덕양구 으뜸로130
　　　　위프라임트윈타워 810호
전화 | 02-322-7128
팩스 | 02-325-0944
홈페이지 | www.firforest.co.kr
이메일 | forest@firforest.co.kr

ISBN | 979-11-88544-99-8 (13510)

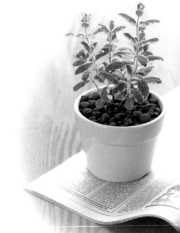

전나무숲 건강편지를
매일 아침, e-mail로 만나세요!

전나무숲 건강편지는 매일 아침 유익한 건강 정보를 담아 회원들의 이메일로
배달됩니다. 매일 아침 30초 투자로 하루의 건강 비타민을 톡톡히 챙기세요.
도서출판 전나무숲의 네이버 블로그에는 전나무숲 건강편지 전편이 차곡차곡
정리되어 있어 언제든 필요한 내용을 찾아볼 수 있습니다.

http://blog.naver.com/firforest

   '**전나무숲 건강편지**'를 메일로 받는 **방법** forest@firforest.co.kr로 이름과 이메일 주소를
보내주세요. 다음 날부터 매일 아침 건강편지가 배달됩니다.

유익한 건강 정보,
이젠 쉽고 재미있게 읽으세요!

도서출판 전나무숲의 티스토리에서는 스토리텔링 방식으로 건강 정보를
제공합니다. 누구나 쉽고 재미있게 읽을 수 있도록 구성해, 읽다 보면 자연스럽게
소중한 건강 정보를 얻을 수 있습니다.

http://firforest.tistory.com